働き方改革に対応する

病院の労務管理者のための実践テキスト

名古屋第一赤十字病院経理部長
社会保険労務士 渡辺 徹

TEXT

LOGICA
ロギカ書房

はじめに

　近年、保険適用された高額医薬品を使用した治療が一般的になり医療の高度化が進展する一方、国の社会保障費削減の影響を受けて、多くの医療機関は、収益の確保が見込めず厳しい経営を余儀なくされています。
　また、各医療機関の選択した病院機能の届出をもとに、地域医療構想が策定され、地域の医療機関の集約・再編が進行しつつあります。
　そのような状況の中で2018年6月29日、働き方改革関連法案が、参院本会議で可決され成立しました。働き方改革の3本の柱として、残業時間の上限規制・正社員と非正規社員の不合理な待遇格差を是正するための「同一労働同一賃金法」・一部の専門職を対象にした「高度プロフェッショナル制度（脱時間給制度）」が導入されます。
　無駄な残業をなくし、働いた時間ではなく業務の成果を評価する働き方に変わることに一歩踏み出すことになります。医師については、「残業時間の上限規制」に5年間の猶予はありますが、その間、医療機関においては他の医療機関との合併・連携の強化により集約化が図られることになるでしょう。医療機関内では業務の効率化にむけて働き方改革が推進されるものと思われます。
　医療機関にとっては、厳しい時代が到来しました。しかしながら、そのような環境のもとでは業務を効率化し、労働生産性を高めるチャンスとも言えます。
　今後、生産年齢人口の減少により、職員の確保が困難になる時代が到来します。これまでの労務管理手法は正しかったか、職員の健康管理は適切に行ってきたか等、従来のマネジメントシステムを見直すことが必要です。また、医療機関は、女性職員の割合が特に高いことから、育児・介護を行いながら勤務する短時間労働者が増加する傾向にあります。短時間労働者にとっても働きやすい職場環境を整備することも必要です。
　医師については長時間労働を回避できるよう、適切な労務管理を行う必要があります。長時間労働は疲労の蓄積をもたらし、様々な健康障害を引き起こす

可能性が高いと言われています。実際に、長時間労働が原因で亡くなられた医師がいることは確かであり、医師については応召義務があるから適切な労務管理を行うことは難しいという理屈は通用しません。

　残業時間が増えている職員がいるならば、過重労働になってはいないか、また今後その可能性はあるのか等について事業主は調査し、対応する責務があるのです。

　本書は、医療機関に30年以上勤め人事担当マネージャーとして長年院内の人事労務管理の改善に取り組んできた筆者が、各医療機関の働き方改革推進のお役に立ちたいという思いから、これまでの医療機関勤務の経験や人事労務管理の研究により培ったノウハウや情報などを本書にて提供させていただくことにいたしました。

　労働基準法の改正や医師の働き方改革推進の今後の方向性などについても医療機関労務管理の最前線にいる社会保険労務士としての私見を交えて述べさせていただきました。

　本書は、各医療機関の院長・診療科部長・看護部長・看護師長・事務部長等を初めとする医療機関勤務のマネジメント職の皆さん向けに、厳格な法令解釈を押し付けるのではなく、ケーススタディや裁判例などを用いて、具体的な現場での問題解決の手法について解説いたしました。また、この本1冊で医療機関の労務管理の重要性についてご理解いただけると思います。是非、医療経営に関するテキストとしてご使用いただければ幸いです。

2019年5月

渡辺　徹

目 次

はじめに

第1章　医療機関労務管理の課題

1.1　医療機関の労務管理は課題が多い　*2*
1.2　労働関係法令の理解が必要　*4*
1.3　労働基準法と就業規則　*8*
1.4　事業主が遵守すべき4つの責任　*11*

第2章　労働時間管理

2.1　労働基準法第36条協定とは（残業上限規制の導入）　*14*
2.2　3つの労働時間　*19*
2.3　三菱重工業長崎造船所事件（労働時間に関する判例）　*22*
2.4　ケーススタディ　*26*
　　(1)　ケーススタディ①（労働時間管理）　*26*
　　(2)　ケーススタディ②（労働時間管理）　*30*
2.5　大星ビル管理事件（休憩・仮眠時間に関する判例）　*33*

第3章　変形労働時間制の運用方法

3.1　変形労働時間制とは　*38*

3.2　休日振替の取扱い　*41*

3.3　年次有給休暇の取扱い　*43*

第4章　労働時間の適切な管理方法

4.1　労働時間の適正な把握のために使用者が講ずべき措置に関する基準について　*48*

4.2　労働時間の適正な把握のために使用者が講ずべき措置に関するガイドライン　*50*

4.3　労働時間管理に関する司法の判断基準　*54*

4.4　労働基準監督署による立入調査への対応　*57*

第5章　医療機関が遵守すべき「安全配慮義務」

5.1　安全配慮義務とは　*66*

5.2　安全配慮義務について争われた医療機関の事件　*69*

　　(1)　医療法人社団こうかん会（日本鋼管病院）事件　*69*

　　(2)　鳥取大学医学部附属病院事件　*71*

5.3　ケーススタディ　*74*

　　ケーススタディ③（安全配慮義務）　*74*

5.4　復職規程の必要性　*79*

5.5　復職規程の例（サンプル）　*82*

　　私傷病による休業からの復職に関する規程　*82*

　　「○○病院　試し出勤実施要領」　*86*

　　職場復帰支援に関する情報提供依頼書　*88*

　　試し出勤申請書　*89*

職場復帰に関する意見書　*90*

　　　就業上の配慮申出書　*91*

　　　（休業・職場復帰）支援プラン　*92*

　　　職場復帰及び就業上の配慮に関する情報提供書　*93*

　　　職場復帰支援に関する面談記録票　*94*

第6章　ワーク・ライフ・バランス

6.1　労働人口の減少と働き方改革　*96*

6.2　ケーススタディ　*99*

　　　ケーススタディ④（ワーク・ライフ・バランス）　*99*

　　　「株式会社資生堂の働き方改革」　*101*

6.3　急性期病院の働き方改革の事例　*108*

6.4　マタニティハラスメント撲滅へ　*114*

6.5　「マタニティハラスメント」について争われた事件　*119*

　　　(1)　広島中央保健生活協同組合事件　*119*

　　　(2)　日本航空客室乗務員（産前地上勤務）事件　*126*

6.6　育児・介護休業法に関する不利益取扱い　*133*

6.7　産後休業等取得者等の賞与減額について争われた事件　*135*

　　　東朋学園事件　*135*

6.8　育児休業者等の職能給不昇給について争われた事件　*137*

　　　医療法人稲門会（いわくら病院）事件　*137*

6.9　マタニティハラスメント防止対策　*139*

6.10　職場における妊娠、出産、育児休業等に関するハラスメントの内容　*141*

　　　(1)　妊娠、出産等に関するハラスメントの内容　*141*

　　　(2)　育児休業等に関するハラスメントの内容　*142*

6.11 職場における妊娠、出産、育児休業等に関するハラスメントを防止するために事業主が雇用管理上講ずべき措置　*147*
　　(1) 事業主の方針等の明確化及びその周知・啓発　*147*
　　(2) 相談（苦情を含む）に応じ、適切に対応するために必要な体制の整備　*148*
　　(3) 職場における妊娠、出産、育児休業等に関するハラスメントに係る事後の迅速かつ適切な対応　*149*
　　(4) 職場におけるハラスメントの原因や背景となる要因を解消するための措置　*149*
　　(5) (1)から(4)までの措置と併せて講ずべき措置　*150*
6.12 ハラスメントを防止するために事業主が雇用管理上講ずべき措置ついての具体例　*151*
　　(1) 事業主の方針等の明確化及びその周知・啓発　*151*
　　(2) 相談（苦情を含む）に応じ、適切に対応するために必要な体制の整備　*152*
　　(3) 職場における妊娠、出産、育児休業等に関するハラスメントに係る事後の迅速かつ適切な対応　*153*
　　(4) 職場におけるハラスメントの原因や背景となる要因を解消するための措置　*154*
　　(5) (1)から(4)までの措置と併せて講ずべき措置　*155*
6.13 医療機関におけるハラスメントの事例　*160*

第7章　医師の働き方改革推進の方向性

7.1　労働行政による「医師の過重労働」撲滅への変遷　*162*
7.2　医師の「労働者性」について争われた事件　*164*
　　　関西医科大学研修医過労死事件　*164*

7.3	「医師の宿日直」について行政通達　*167*	
	「医療機関における休日及び夜間勤務の適正化について」　*167*	
7.4	医師の宿日直について争われた事件　*174*	
	奈良県（医師・割増賃金）事件　*174*	
7.5	労働行政による医療機関への立入調査の事例　*178*	
	⑴　労使協定の上限を超えて労働させていた事例　*178*	
	⑵　労使協定を締結していない／割増賃金を支払っていなかった事例　*179*	
	⑶　割増賃金を支払っていなかった事例　*180*	
7.6	医師の働き方改革推進のために考慮すべきポイント　*181*	
7.7	医師の働き方に相応しい勤務制度は？　*185*	
7.8	医師の裁量労働制をめぐって争われた事件　*188*	
	医療法人康心会事件　*188*	
7.9	医師の働き方改革推進の方向性　*190*	
	⑴　医師の労働時間短縮に向けた緊急的取組みと中間的な論点整理　*190*	
	⑵　医師の勤務の実態　*198*	
	⑶　医師の研鑽の必要性　*205*	
	⑷　残業時間上限規制の導入　*207*	
	⑸　医師の健康管理　*210*	
	⑹　医師の働き方改革に関する今後の検討課題　*212*	
	⑺　適切な労働時間管理の在り方　*214*	
	⑻　医師の働き方改革推進の方向性　*219*	
	⑼　2024年4月に導入される医師の残業上限規制　*223*	
7.10	医師の残業上限規制の仕組み　*228*	
	⑴　36条協定の上限時間規制の枠組みについて　*228*	
	⑵　「(C)水準」適用の対象医師　*229*	
	⑶　「(B)水準」の対象医療機関の基本的な考え方　*229*	
	⑷　追加的健康確保措置について　*232*	
	⑸　労働時間短縮に向けた取組み　*238*	

(6) 医療機関をバックアップする仕組み　240
　　(7) 地域医療確保暫定特例水準の将来のあり方　241
7.11　残業上限規制導入までに押さえておくべきポイント　243

おわりに　247

巻末資料
■ 婚姻、妊娠、出産等を理由とする不利益取扱いの禁止（均等法第9条）　252
■ 育児休業等を理由とする不利益取扱いの禁止（育介法第10条）　259

第1章

医療機関労務管理の課題

第1章　医療機関労務管理の課題

1.1　医療機関の労務管理は課題が多い

　医療機関は、診療報酬上のストラクチャー評価により多くの人材を確保しなければならない労働集約型産業である一方で、医師不足が医師の過重労働を招いているという実態も散見されます。また、看護職など医療従事者に女性が多いことから、男女雇用機会均等法や育児・介護休業法をめぐりトラブルとなるケースが多いと考えられます。

　さらに医療機関は24時間フル稼働しており、応召義務により患者の治療を最優先することから医師が過重労働となるケースがあること、また管理者に労働法の知識が不足していることや、他職種が組織横断的に協働しているマトリックス組織であることなど特有の問題があり、医療機関における労務管理はきわめて難しいと言わざるを得ません（**図表1-①**）。

　数年前から関連病院の看護管理者の皆さんを対象にした人事労務管理についての勉強会を継続的に開催していて、その都度、「労務管理に関する質問」をいただきました。それらを項目別に分類してみると、（**図表1-②**）のような結果になりました。看護管理者の皆さんが最も関心が高いのは、「労働時間」についてです。続いて、「ワーク・ライフ・バランス」、「メンタルヘルス」と続きます。「休憩時間・休日」は、休憩時間、休日の労働時間が問題になることが多くありますし、「変形労働時間制の運用」についても同様に労働時間にかかわる問題ですので、これらを「労働時間」として整理しますと、看護管理者を悩ます労務管理上の課題の7割は、「労働時間」、「ワーク・ライフ・バランス」、「メンタルヘルス」の3項目が占めています。本章では、この3項目に関する適切な対応方法について具体的な事例をとりあげて解説をいたします。

1.1　医療機関の労務管理は課題が多い

図表1-①

医療機関の労務管理は課題が多い！

1	労働集約型産業である
2	女性職員の割合が高い
3	医療提供サービス産業ならではの特殊性がある
4	労務管理の知識が乏しい
5	他職種が組織横断的に協働している

図表1-②

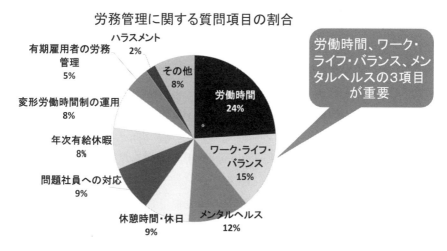

看護管理者を悩ます労務管理上の課題

労務管理に関する質問項目の割合

- ハラスメント 2%
- 有期雇用者の労務管理 5%
- その他 8%
- 変形労働時間制の運用 8%
- 年次有給休暇 8%
- 問題社員への対応 9%
- 休憩時間・休日 9%
- メンタルヘルス 12%
- ワーク・ライフ・バランス 15%
- 労働時間 24%

労働時間、ワーク・ライフ・バランス、メンタルヘルスの3項目が重要

3

1.2　労働関係法令の理解が必要

　適切な労務管理を行うためには、法令の解釈と遵守が必要です。
　行政法である労働基準法、労働安全衛生法をはじめ、雇用の分野における男女の均等な機会及び待遇の確保等を目的とした「男女雇用機会均等法」・短時間労働者の雇用管理の改善等を目的とした「パートタイム労働法」、労働者の子育てと仕事、介護と仕事の両立の促進を目的とした「育児・介護休業法」、派遣労働者の就業条件の整備や、労働現場での権利を確保することを目的とした「労働者派遣法」、増加する個別労働関係紛争の解決を目的として労働契約に関する民事的なルールが定められた「労働契約法」など様々な労働関係法令が制定されています（図表1-③）。
　現在、我が国が直面している最も大きな課題は、少子高齢化の進展による人口減少です。2017年1月に男女雇用機会均等法や育児・介護休業法の改正により妊娠・出産・育児・介護等に関するハラスメント防止措置が義務付けられ、男女雇用機会均等法や育児・介護休業法に関するハラスメント指針がそれぞれ示されました。ハラスメントが蔓延した社会では、出産を控える人が増加する可能性があることから、少子高齢化がさらに進行するおそれがあります。このような事態を防ぐために、国はハラスメント指針の整備を機に全国の事業所でハラスメント防止措置が確実になされて、女性の働きやすい環境が整備されることを目指しています。
　また、少子高齢化の進展にともなう労働人口の減少を背景に、「パートタイム労働法」が改正（2020年4月1日施行、中小企業へは2021年4月1日施行）されます。法律の名称も「短時間労働者及び有期雇用労働者の雇用管理の改善等に関する法律」に変わり、「同一労働同一賃金」に関する条文が同法に盛り込まれます。
　短時間労働者及び有期雇用労働者と正社員との格差をなくして、短時間でも

働ける人を増やすことが目的です。

　正規雇用労働者（無期雇用フルタイム労働者）と非正規雇用労働者（有期雇用労働者、パートタイム労働者、派遣労働者等）の処遇の均衡については「労働契約法」第20条や「パートタイム労働法」第8条でも労働条件に不合理な格差があってはならないとされていましたが、その実効性が担保されているとは言い難い状況でした。国は働き方改革を推進するために、「同一労働同一賃金」の原則を法令で定めて、「正規雇用労働者」と「短時間・有期雇用労働者」の間の不合理な待遇差の解消を目指しているのです。

　一方、2012年8月に一部改正された労働契約法第18条は、2013年4月1日以後、同一の使用者との間で有期雇用契約が通算で5年を超えて繰り返し更新された場合に、労働者の申込により無期雇用に転換される制度です。これは、有期雇用者の雇用維持を目的とした、第19条雇止め法理を現実的に運用させるための制度と考えられます（**図表1-④**）。

　第19条雇止め法理が法制化された理由は、2008年に起きたリーマン・ショックと、それに伴って発生した世界的な不況が影響しています。経済活動が停滞し、各企業において経営状態が悪化するなか、当時多くの企業がパートやアルバイト、契約社員などの有期契約労働者を「雇用の調整弁」として雇止めすることで経営悪化を乗り切ろうとしたために、多くの労働者が失業し、雇止めを不服とする労働者と雇用主間で労働紛争が急増しました。

　過去には、東芝柳町工場事件（最一小判昭49.7.22）、日立メディコ事件（最一小判昭61.12.4）において、「雇止めが無期労働契約の解雇と社会通念上同視できると認められるものや、労働者が有期労働契約の契約期間の満了時にその有期労働契約が更新されるものと期待することについて合理的な理由があると認められるもの」については、使用者が雇止めをすることが認められず、「従前と同一の労働条件で、有期労働契約が更新される」と判断されており、これらが判例法理を形成していました。これら判例法理を労働契約法において法制化することで、有期雇用者の雇用を維持しようとしているのです。

　このように、子育て支援や非正規雇用労働者の待遇改善等は、働き方改革を

第1章 医療機関労務管理の課題

図表1-③

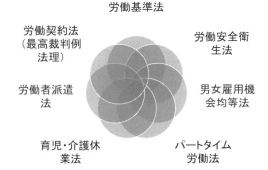

複雑な労働関係法令(一部のみ抜粋)

労働基準法
労働契約法(最高裁判例法理)
労働安全衛生法
労働者派遣法
男女雇用機会均等法
育児・介護休業法
パートタイム労働法

図表1-④

無期雇用への転換(労働契約法)

労働契約法18条
同一の労働者との間で有期労働契約が繰り返し更新されて通算5年を超えた場合は、労働者の申込により、無期労働契約に転換できる。

労働契約法19条
有期労働契約が反復して更新されたことによって、「雇止めをすることが解雇と社会通念上同視できると認められる場合」、「労働者が有期労働契約の契約期間の満了時にその有期労働契約が更新されるものと期待することについて合理的な理由が認められる場合」に、使用者が雇止めをすることが、客観的に合理的な理由を欠き、社会通念上相当であると認められないときは、雇止めは認められない。

実現するための我が国の重要な政策であることから、関連法の改正を行いながら推進されているのです。

　労働関係法令は複雑に絡み合っていて、グレーゾーンが広いのですが、管理者はこれらの労働関係法令について理解する必要があります。職員から労働法違反を理由にして訴えを起こされた場合、「法律を知らなかった」では済まされませんし、働き方改革推進には労働関係法令の理解は必須です。

1.3　労働基準法と就業規則

　「労働基準法」と「就業規則」の目的は異なります。
　「労働基準法」は、労働条件の最低基準を定めた法律であり、事業主は絶対守らなければいけないのです。一方、「就業規則」は、労働基準法第2条第2項に「労働者及び使用者は、労働協約、就業規則及び労働契約を順守し、誠実に各々その義務を履行しなければならない。」とされています。事業主にとっては、労働者を拘束できる唯一のルールです。常時10人以上の労働者を雇用する企業（病院）の場合、就業規則を作成し、所轄労働基準監督署に届け出る義務が発生します。
　就業規則には、必ず記載しなければならない事項（絶対的必要記載事項）と、定めをおく場合には必ず記載しなければならない事項（相対的必要記載事項）、使用者が任意に記載することができる（任意的記載事項）があります。
　絶対的必要記載事項には、労働時間に関する事項・賃金（臨時の賃金を除く）に関する事項・退職に関する事項の記載が必要です。
　相対的必要記載事項には、退職金に関する事項・賞与に関する事項・労働者の食費・作業用品その他の負担に関する事項・安全及び衛生に関する事項・職業訓練に関する事項・災害補償及び業務外の傷病扶助に関する事項・表彰及び制裁の種類と事由に関する事項・その他、当該事業所の労働者のすべてに適用される定めをする場合においては記載しなければなりません。相対的記載事項についても必要なルールは作成して記載しておかないと個別労働関係紛争が起きた際には、就業規則の記載内容がポイントになりますので、事業主にとっては不利になることがあります。例えば、懲戒処分を行う際には、就業規則に懲戒理由となる事由とその種類・程度が明記されている必要があるのです。
　また、労働基準法の基準に満たない就業規則は、その部分のみ無効となり、無効となった部分は労働基準法による最低基準となります（**図表1-⑤**）。

図表1-⑤

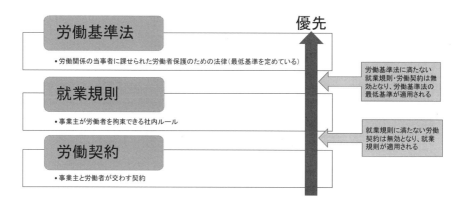

　筆者も、労働基準監督署へ就業規則の変更手続きに伺うことがありましたが、労働基準監督署は、届け出した就業規則の内容を事細かにチェックするわけではありません。

　なぜなら、労働基準法の最低基準を満たしていない「就業規則」を提出したとしても、その「就業規則」の最低基準を満たしていない部分については無効となり、労働基準法の最低基準に置き換わることになるため、労働基準監督署もわざわざ細部についてまでチェックをする必要はないのでしょう。

　また、就業規則を労働者にとって不利益に変更する場合は原則として労働者の同意が必要です。

　労働契約法第9条に「使用者は、労働者と合意することなく、就業規則を変更することにより、労働者の不利益に労働契約の内容である労働条件を変更することはできない。ただし、次条の場合は、この限りでない。」とされ、第10条において「使用者が就業規則の変更により労働条件を変更する場合において、変更後の就業規則を労働者に周知させ、かつ、就業規則の変更が、労働者の受ける不利益の程度・労働条件の変更の必要性・変更後の就業規則の内容の

相当性・労働組合等との交渉の状況その他の就業規則の変更に係る事情に照らして合理的なものであるときは、労働契約の内容である労働条件は、当該変更後の就業規則に定めるところによるものとする。」とされています。

　第四銀行事件（最二小判平9.2.28判決）では、定年年齢を延長する代わりに、賃金を減額するよう就業規則を変更した事例ですが、従業員が被る不利益は大きいが、多数組合と交渉して合意したことや、変更後の賃金水準が世間相場と比べて高額だったことなどの要因により、就業規則の変更は合理的であると判断されました。

　このように、合理的か否かという判断は、抽象的で難しいところですが、不利益だけではなく、逆に労働者に対する何らかのメリットを与えてバランスを取らないと就業規則の不利益変更は合理的であると判断されません。それらを考慮して就業規則を変更することが必要なのです。

1.4　事業主が遵守すべき4つの責任

　事業主は、常に4つの責任を負っています（**図表1-⑥**）。
　労働基準監督署による立入調査が行われ、現場で労働基準法や労働安全衛生法に関する違反等が見つかった場合に、労働基準監督署から渡されるのが「是正勧告書」です。労働基準監督官は、行政処分又は行政調査の権限が与えられています。この「是正報告書」を受け取って、是正しないとしても直ちに問題になるわけではありません。ただし、是正を行わずもしくは是正したふりをして、放置しておくと、大問題に発展するケースがあるのです。
　最近の例でいえば、2015年に起きた株式会社電通の事件です。女性新入社員が過労自殺した問題で、厚生労働省東京労働局は、社員に違法な残業をさせていたとして、労働基準法違反の疑いで法人としての同社と幹部1人を書類送検しています。同社は、以前から労働基準監督署の立入調査があり、是正勧告を受けていましたが実際には是正していなかったのです。
　労働基準監督官は、刑事訴訟法に規定する司法警察官ですので、電通事件のような悪質な事件では、関係者を送検もできます。その結果、会社側には刑事責任が問われます。ご遺族が民事訴訟を起こすこともあるでしょう。その場合、不法行為による損害賠償責任が追及され、事業主側は経済的ダメージを受けることがありますが、それ以上に会社のブランドが傷つき、社会的な信用も失墜します。
　このように、行政指導に適切に対応しないと、最後には企業（病院）のブランド力が低下します。労務管理においてもリスクの管理が必要なのです。

第1章　医療機関労務管理の課題

図表1-⑥

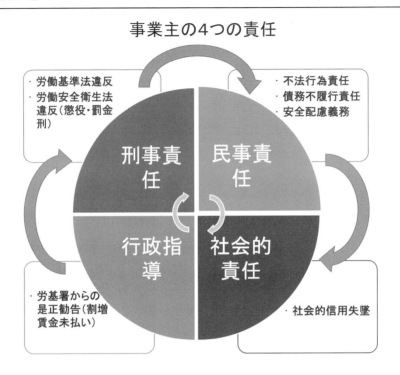

第 2 章

労働時間管理

2.1　労働基準法第36条協定とは
　　　（残業上限規制の導入）

　我が国においては、時間外労働に上限が無いと言われています。労働基準法は労働時間を一体どのように規制してきたのでしょうか。労働基準法による労働時間規制について解説します。

　労働基準法は、原則1日につき8時間、1週間について40時間を超えて労働させてはいけないことになっています（**図表2-**①）。しかしながら、過半数の労働者で組織する労働組合、或いは労働者の過半数を代表する者との書面による協定（36条協定）を締結し、労働基準監督署に届け出た場合は、その協定通り法定労働時間を超えて働かせることができるのです（**図表2-**②）。

　通常の36条協定においては、1日及び1日を超える一定期間（1日を超え3カ月以内の期間及び1年間）についての延長することができる時間を定めなければいけませんが、その際には、1週間については45時間、1年間については360時間を超えないものとしなければなりません。注意しなくてはいけないのは、法定休日の労働時間はこれに含まれません（**図表2-**③）。この通常の36条協定に特別条項を加えますと、1年間のうち半年間は、臨時的な業務であれば、労働時間に制限はないのです。急性期病院の多くは、この特別条項の届出を行って、医師の労働時間を管理しているものと思われます。

　また、政府が196回国会の最重要法案とした働き方改革関連法は2018年6月29日に参院本会議で可決、成立しました。残業時間の上限規制や、高収入の一部専門職を労働時間の規制から外す「高度プロフェッショナル制度」、正社員と非正規の不合理な待遇差を解消する「同一労働同一賃金」の導入を柱としています。日本の労働慣行は大きな転換点を迎えることになります（**図表2-**④）。

　残業時間の上限規制については、労働基準法を改正して特別条項付きの協定

図表2-①

労働基準法による労働時間、休日の考え方

（労働時間）

第32条 使用者は、労働者に、休憩時間を除き**1週間について40時間**を超えて、労働させてはならない。

2　使用者は、1週間の**各日については**、労働者に、休憩時間を除き**1日について8時間**を超えて、労働させてはならない。

（休日）

第35条 使用者は、労働者に対して、**毎週少くとも1回の休日**を与えなければならない。

図表2-②

労働基準法第36条第1項

- 使用者は、当該事業場に、労働者の**過半数で組織する労働組合**がある場合においてはその労働組合、労働者の過半数で組織する労働組合がない場合においては**労働者の過半数を代表する者との書面による協定をし**、これを**行政官庁に届け出た場合**においては、第32条から第32条の5まで若しくは第40条の労働時間（以下この条において「労働時間」という。）又は前条の休日（以下この項において「休日」という。）に関する規定にかかわらず、**その協定で定めるところによって労働時間を延長し、又は休日に労働させることができる**。
- ➡法32条（労働時間）、法35条（休日）の規程に違反しないという免罰的効果がある。ただし、運用するためには**就業規則にその旨の記載が必要**である。

を年720時間（1カ月平均60時間）以下に規制します。単月でも100時間未満、2～6カ月の平均で80時間以下に抑えなければなりません。年の上限720時間については、法定休日の労働時間を除くことはできますが、単月及び2～6カ月の平均時間外労働については、法定休日の時間外を除くことができませ

第2章　労働時間管理

図表2-③

残業規制導入前の36条協定

通常の36協定　　　　　　　　　　　法定休日の労働時間
　　　　　　　　　　　　　　　　　　　は算入しなくてもよい！

- 1日＝制限なし、1カ月＝45時間、1年＝360時間

特別条項付き36条協定　　　　　　　限度がない！

- 通常の36協定＋労使の定めの追加（時間に制限なし）
- ただし、**臨時的なもの**（1年のうち半分を超えないもの）

図表2-④

働き方改革関連法の3本柱

1	時間外労働の上限規制（2019年度導入）	上限は「年間720時間以内、単月100時間未満、2～6カ月平均で80時間以内（罰則あり）」※医師については2024年度に導入予定
2	高度プロフェッショナル制度（2019年度導入）	残業代は支給せず、成果で賃金を決める制度。対象業務は「高度の専門的知識、技術又は経験を要する、業務に従事した時間と成果との関連性が強くない」業務
3	同一労働同一賃金（2020年度導入）	正社員・パート社員・契約社員といった雇用形態にかかわらず、職務内容、人材活用のしくみなどの差に応じて賃金を決める制度

図表 2-⑤

> **残業規制導入後の36条協定**
>
> **特別条項付き36条協定**
> - 通常の36協定＋労使の定めの追加
> - ただし、臨時的なもの（1年のうち半分を超えないもの）
> - <u>年間720時間</u>以内（法定休日の労働時間は含めない）
> - かつ<u>法定休日労働を含め月100時間未満</u>（特別条項を使わない月も適用）
> - かつ<u>2カ月から6カ月までの平均で法定休日労働を含め月80時間以内</u>（特別条項を使わない月も適用）

んので注意が必要です（**図表 2-⑤**）。これは、平均 80 時間の残業が、過労死ラインと意識されていることによるものと思われます。

残業時間の上限規制の適用により、繁忙期でも 1 カ月で 100 時間残業（法定外労働時間）したり、2 カ月連続で 90 時間残業したりする働き方は禁止されます。違反すれば罰金や懲役が科せられることになり、医師等の一部の職種を除いて 2019 年 4 月から適用されます（中小企業は 2020 年 4 月から適用）。

一方、政府の成長戦略の 1 つであり、労働生産性向上のための施策の 1 つである「高度プロフェッショナル制度」は、労働時間でなく成果に基づき賃金を払う制度です。対象となる年収は労働者の平均年収の 3 倍を「相当程度上回る水準」（厚生労働省）として設定されました。しかしながら、労働規制を緩めれば健康が損なわれる懸念が残ります。「年 104 日以上の休日取得」を義務付けるほか、労使で「労働時間の上限設定」「臨時の健康診断」などの対策から 1 つ以上選択する措置が設けられました。また、悪用を防ぐため、一度適用された労働者が自らの意思で離脱できることが法律に明記されることになります。

日本生産性本部が発表した 2017 年の日本の 1 時間当たりの労働生産性は 47.5 ドルで、働き方改革による労働時間短縮の効果で 2016 年に比べると 1.4％

上昇したものの、先進7カ国（G7）の中では1970年以降、最下位の状況が続き、72.0ドルだった米国の7割弱の水準でした。

　政府は、働き方改革を推進するためには、労働生産性の向上が必要であるとの認識のもと、「裁量労働制」の拡大には失敗しましたが、「高度プロフェッショナル制度」の導入をきっかけに柔軟な働き方を広げたいのです。

　労働生産性を向上させることは、労働者人口の減少を補うことにもつながります。

　最近では、働いた時間ではなく、「時間生産性」の評価を賃金に反映させる企業が増えてきました。始業時刻・終業時刻を抑える労務管理から、今後はそれぞれの職員の成長に合わせながら、「業務の質・効率性」を評価に反映させる労務管理が求められることになるでしょう。

2.2　3つの労働時間

　労働時間という名称は、3種類あることをご存知でしょうか（**図表2-⑥**）。まず、就業規則に定められている労働時間が「所定労働時間」です。次に、労働基準法で定められている労働時間は「法定労働時間」です。そして最後に、実際に働いた労働時間が「実労働時間」です。法定労働時間を延長して労働させた場合は、労働基準法第37条により割増賃金を支払わなければなりません（**図表2-⑦**）。法定時間外労働であれば、通常の労働時間の賃金の計算額の2割5分以上、法定休日労働であれば通常の労働時間の賃金の計算額の3割5分以上を割増賃金として支払う必要があるのです（**図表2-⑧**）。月給制の場合の時間単価は、<u>月給（分子）/月の所定労働時間数（分母）</u>（所定労働時間が一定の場合）で計算します。月給には、家族手当・通勤手当・別居手当・子女教育手当・住宅手当・臨時に支払われた賃金・1カ月を超える期間ごとに支払われる賃金などは原則除かれます。

　法定外労働時間（実労働時間−法定労働時間）に、時間単価に割増賃金率を乗じて得た額を乗じて、「割増賃金」は計算されます。

　それでは、午前半休を取得した日に残業すると割増賃金は何時から支払えばよいのでしょうか。実際に出勤した時刻からの労働時間が実労働時間となりますので、この場合、出勤から8時間を超えた労働時間に対し割増賃金の支払いが必要になります。

　労働基準監督署がチェックするのは、1日8時間を超えた労働時間（資料では18時以降）です（**図表2-⑨**）。ただし、法定労働時間から所定労働時間を差し引いた時間は、法定内残業（図表では、17時〜18時までの1時間）です。法定内残業については割増賃金の支給は必要ありません。法定内残業の取扱いについては就業規則（賃金規則）に記載されたとおりに支払うことになりますので、あらかじめ就業規則に記載しておくことが必要です。

第2章　労働時間管理

図表2-⑥

> ### 3つの労働時間
>
> ◆ 所定労働時間
> > ➢ 事業主が就業規則で定めている労働時間
> ◆ 法定労働時間
> > ➢ 労働基準法で定められた最低条件の労働時間
> > （1日8h、1週間40h）
> ◆ 実労働時間
> > ➢ 実際に労働した時間

図表2-⑦

> ### 時間外、休日及び深夜の割増賃金
> （労働基準法第37条）
>
> （時間外、休日及び深夜の割増賃金）
> **第37条** 使用者が、第33条（災害時の臨時の必要）又は前条第1項（36条協定）の規定により**労働時間を延長し、又は休日に労働させた場合においては**、その時間又はその日の労働については、通常の労働時間又は労働日の**賃金の計算額の2割5分以上5割以下の範囲内でそれぞれ政令で定める率**以上の率で計算した**割増賃金**を支払わなければならない。

図表 2-⑧

> ### 政令で定める率（割増賃金率）
>
> 原則
>
> 1. **法定時間外労働**（法33条、36条により労働時間を延長して労働）
>
>   ⇒通常の労働時間の賃金の計算額の**2割5分以上**
>
> 2. **法定休日労働**
>
>   ⇒通常の労働時間の賃金の計算額の**3割5分以上**

図表 2-⑨

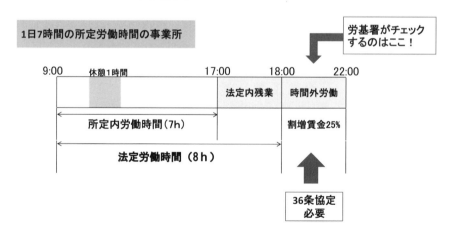

2.3　三菱重工業長崎造船所事件
　　　（労働時間に関する判例）

　2017年1月20日に策定された「使用者が講ずべき措置に関するガイドライン」において、労働時間として取り扱わなければならない3つのケースが具体的に示されています。
(1)　使用者の指示により、就業を命じられた業務に必要な準備行為（着用を義務付けられた所定の服装への着替え等）や業務終了後の業務に関連した後始末（清掃等）を事業場内において行った時間。
(2)　使用者の指示があった場合には即時に業務に従事することを求められており、労働から離れることが保障されていない状態で待機等している時間（いわゆる「手待時間」）。
(3)　参加することが業務上義務付けられている研修・教育訓練の受講や、使用者の指示により業務に必要な学習等を行っていた時間。
　この3点は、三菱重工業長崎造船所事件（最一小判平12.3.9）、大星ビル管理事件（最一小判平14.2.28）等の最高裁判例から例示されています。

三菱重工業長崎造船所事件
最一小判平12.3.9

- 造船業は、重工業の代表的な業種であるが、その作業現場は、作業開始までに多くの準備行為が必要となり、休息や帰り仕度にも幾多の段階が介在する業務である。Y社は始終業時刻（就業規則）に所定の場所に居るか否かを労働時間の基準として定めていたため、更衣所で作業服や保護具等を装着して作業場までの移動、始業時刻前の散水に要する時間、就業時刻後に作業場から更衣所まで移動して作業服や保護具等を離脱する時間など、これらの時間は労働時間として扱わないこととされていた。
- X（従業員）らは、**始業時刻前及び終業時刻後の作業服及び保護具等の脱着に要した時間等が労働時間に該当するとして割増賃金**の支払いを求めて訴えを起こした事案である。

2.3 三菱重工業長崎造船所事件（労働時間に関する判例）

図表2-⑩

> **事件の判旨**
>
> ・労働時間に該当するか否かは、労働者の行為が使用者の**指揮命令下に置かれたもの**と評価することができるか否かにより**客観的**に定まるものである。
> ・労働者が、就業を命じられた業務の準備行為を事業所内において行うことを**使用者から義務付けられ、またはこれを余儀なくされたとき**は、**特段の事情**がなく、社会通念上必要と認められる限り、**労働基準法上の労働時間**に該当する。

　事件の判旨によると、「労働時間に該当するか否かは、労働者の行為が使用者の指揮命令下に置かれたものと評価することができるか否かにより客観的に定めるものである。労働者が、就業を命じられた業務の準備行為を事業所内において行うことを使用者から義務付けられ、またはこれを余儀なくされたときは、特段の事情がなく、社会通念上必要と認められる限り、労働基準法上の労働時間に該当する。」と判断されました（**図表2-⑩**）。

　本判決のポイントは、「労働時間」とは、使用者の指揮命令下に置かれたものであり、それは、「使用者から義務付けられ、またはこれを余儀なくされたとき」であるということです。

　本判決が導かれるまでは、「実作業時間は客観的に判断すべきだが、周辺時間については当事者の合意によって決せられる。」という二分説も有力でした。客観説ではなく、二分説を採用している諸外国もあります。日本では三菱重工業長崎造船所事件の最高裁判決で客観説が採用され、以後、判決から17年たった現在でも、労働時間に該当するか否かを判断するための最も有力な基準であり、この判決により労働時間の大原則が確立されたのです。どのような職種であっても労働者であればこの大原則が労働時間の基準となります。

　医療機関においても、医師を初め看護師等の医療職や事務職等すべての職種

図表2-⑪

Xらの1日の流れ

午前の始業時刻前	①移動(所定の入退場門⇒事業所内の更衣所)	
	②更衣室において作業服及び保護具等を装着	労働時間！
	③移動(更衣室⇒作業場)	
	④始業時刻前に散水	
就業(午前中)		
休憩時間	①作業控室において作業服及び保護具等の一部を脱離	
	②移動(作業控室⇒食堂)	
	③移動(食堂⇒作業場)	
	④作業控室にて脱離した作業服及び保護具等を再装着	
就業(午後)		
午後の終業時刻後	①移動(作業場⇒更衣室)	労働時間！
	②更衣室において作業服及び保護具等を脱離	
	③手洗い、洗面、洗身、入浴	
	④通勤服を着用	
	⑤移動(更衣室⇒入退場門)	

の基準となります。

　この判決で、労働時間であると判断されたものは、始業前については、「作業服・保護具等の装着から準備行為（散水）まで」、終業後については、「作業服・保護具等の脱離まで」とされ、労働時間ではないと判断されたものは、始業前の「入場門から更衣室までの移動」、「終業後の手洗い・入浴等」以後の行為です。休憩中の作業服・保護具等の着脱についても、労働時間とは判断されませんでした（**図表2-⑪**）。

　着替え時間が労働時間である判断されたポイントは、作業服のほか、保護具等の着脱まで義務付けられていたこと、作業服・保護具等の着脱を所定の更衣室において行うものと社内規則で定められていたこと、所定の更衣室での保護具の着脱を怠ると、懲戒処分・就業拒否・成績考課による賃金減収等の不利益があったことです。

　義務付けられた行為を行う時間が労働時間として認められたのです。特に更衣が労働時間と認められたことには驚きですが、このケースでは、作業服・保

護具等の着脱を所定の更衣室において行うことを怠ると懲戒処分等になるという強い拘束力がありました。その結果、更衣が労働時間として判断されましたが、更衣そのものが労働時間として認定されたわけではありません。

次に、始業前の準備行為（散水）は、就業規則において義務付けられていましたので当然労働時間に該当します。また、休憩時間内の作業服・保護具等の着脱等の行為が労働時間ではないと判断されました。休憩時間については、自由に利用させればそれで足りるというのが、最高裁の判断です。

「終業後の洗身等」については、「実作業の終了後に事業所内の施設において洗身等を行うことまでは義務付けておらず、特に洗身をしなければ通勤が著しく困難であるとは言えない。」として、労基法上の労働時間には該当しないと判断されました。

ただし、洗身をしなければ通勤が著しく困難であるという判断がもしされていたならば、「余儀なくされたとき」に該当し、労働基準法上の労働時間と判断されていたでしょう。

「使用者が講ずべき措置に関するガイドライン」の3つの具体的例をそのまま読んでしまうと間違った解釈になってしまう可能性があります。三菱重工業長崎造船所事件（最一小判平12.3.9）の判決を十分に理解して、医療機関における労働時間管理に取り組んでいただきたいと思います。

2.4 ケーススタディ

次のケーススタディで実際の医療現場の労働時間管理について注意すべきポイントを押さえましょう。

(1) ケーススタディ①（労働時間管理）

　私は外科病棟勤務の3年目の看護師です。私達の病棟では、国の働き方改革推進の影響で残業時間が話題になっています。「私たちは本来もらえるはずの残業手当をもらえていない。看護師は損している。他の職種では残業をやった分だけもらっているのに」というような内容です。
　当院では日勤の始業時刻は8：30、終業時刻は17：00と就業規則に定められています。また、タイムカードが導入されていて、通常、職員は更衣室で着替えた後、更衣室近くに設置されたタイムカードを押してから病棟へ向かいます。
　病棟では業務マニュアルに所定始業時刻よりも前に行うべき業務が記載されていますので、始業時刻よりも30分～40分前から、それぞれ自らの判断で業務に取り掛かっています。業務の準備行為なので、時間外手当は一切支給されません。
　また、夜勤の看護師は日勤者から引継ぎを受ける必要があり、逆に日勤者は夜勤者から引継ぎを受けますが、この引継ぎやミーティングのための時間が所定労働時間内に特に設けられているわけではなく、所定労働時間外で行わなければなりません。この引継ぎやミーティング以外にも救急患者や、受持ち患者の状態悪化による対応により、所定労働時間内に業務が終了せずに所定労働時間を超えて勤務することがあります。また、通常業

務が遅れたために所定労働時間を超えて勤務することもあります。

　時間外は看護師長が査定をします。1カ月間20時間以内で労使協定（36条協定）を締結しているので、20時間を超えると看護師長の査定を受けますが、私たちは何時の時間外が査定をされているのかは知ることができません。

　また、カンファレンスは時間外に行われることが多くもちろん時間外手当は支給されません。当然だと思っていたのですが、拘束されているので時間外手当が支給されるべきだと言っている同僚もいます。師長からは、「カンファレンスの出席は自由なので時間外手当は支給しない」という説明を受けました。しかし、師長はカンファレンスに出席しない先輩たちに、「カンファレンス出席は自由だけど、あまり出席率が悪いと、賞与に影響する可能性があるよ」言っているようです。

……………………………………………………………………

質問
○この内容から推定すると、どの行為が時間外労働となりますか。
○どのように修正すれば時間外労働を回避できますか。

【解説】
　ユニフォームの着替え時間については、先ほど三菱重工業長崎造船所事件（最一小判平12.3.9）において、ユニフォーム等の着脱を所定の場所で行わないと「懲戒」という厳しいペナルティがあることから労働時間と判断されましたが、看護師の皆さんのユニフォームの着替え時間までが労働時間と判断されたわけではありません。

　また、業務マニュアルに記載された業務を行う時間は、「使用者から義務付けられたとき」に該当しますので労働時間と判断されます。

　「指揮命令下に置かれている」とは、使用者の明示または黙示の指示がなさ

図表2-⑫

```
居残りが労働時間になる場合

・「指揮命令下に置かれている」とは、使用者の明示または黙示の指示がなされたことを要する
・使用者の明示
  ⇒社内規則（マニュアル）、残業命令
・黙示の指示
  ⇒部下に指示した仕事が、客観的に見て正規の時間内ではできないと認められる場合
```

れたことを要します。使用者による明示の指示とは、例えば、社内規則（マニュアル）です。口頭や残業命令書による残業命令も明示の指示となります（**図表2-⑫**）。

一方、客観的にみて正規の時間内ではできない業務を部下に指示した場合は、残業の黙示の指示がなされたことになります。

行政通達では、「使用者の具体的に指示した仕事が、客観的にみて正規の勤務時間内ではなされ得ないと認められる場合の如く、超過勤務の黙示の指示によって法定労働時間を超えて勤務した場合には、時間外労働となる。」（昭22.12.26基収第2983号）とされています。

ケーススタディ①のように引継ぎや、終業時刻前に重症の救急患者が運び込まれ、その対応のための医師や看護師の居残りは、「余儀なくされたとき」に該当し、黙示の指示があったとみなされます。

しかしながら、労働者側の段取りが悪く居残ってしまった場合は労働時間になるのでしょうか。労働時間として認める必要はありませんが、その境界線がグレーゾーンで分かりにくいのです。余儀なくされたときなのか、ただの居残りなのか、それら残業の理由を見える化するために、「残業許可制」を導入し

図表2-⑬

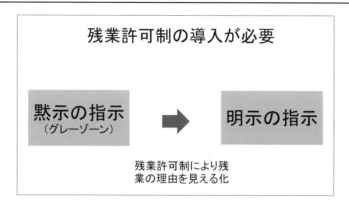

ている病院も多くあります（**図表2-⑬**）。

　時間外は、所属長が査定することは場合により可能ですが、なぜ査定されたのか本人が納得のいく説明が必要になります。また、労使協定の上限を残業時間の頭打ちにするという運用は認められません。

　労働時間になる可能性が高いものに、就業時間外の教育訓練があります。これらは、参加自由ということにしておけば労働時間と判断されないと言われていますが、自由参加とはいいながら、参加しないと昇任や賞与の査定に影響がある場合は労働時間と判断されます。できるだけ、所定労働時間内に行うことが必要です。

(2) ケーススタディ②（労働時間管理）

　看護師長と係長が相談をして業務見直しを図り、業務マニュアルが改訂されました。始業前に行う業務は始業後に行うことなり、業務引継ぎは引継ぎ者の始業時刻を早めることにより、引継ぎが所定労働時間内に終了するようになりました。

　また、残業許可制度が導入され、事前に師長の許可を得ないと時間外として認められないことになり、「許可を得ずにダラダラと居残る職員には居残っていた時間は、残業時間ではない」と看護部長は明言されました。師長からそのことを職員に伝えてあるので、無断で居残りをしている人がいても放置されています。

　しかしながら、それでもおしゃべりをしながら居残る職員はいます。

　次の問題は夜勤時の休憩時間の確保です。食事のための休憩時間として、交替で18：30頃からそれぞれ60分間（法定の休憩時間）が与えられていますが、休憩時間中に緊急患者の対応で病棟から呼び出されることが度々あります。

　また、22：00以降交替で120分間が仮眠時間として与えられています。仮眠時間は就業規則上、休憩時間として取り扱われていて、所定労働時間ではありません（賃金が支払われていない）。

　しかしながら、仮眠時間中に多いときは3回、実労働時間で合計60分以上業務を行わなければならないことが稀にあります。通常でも30分くらい業務に携わるため、同僚や先輩たちは時間外手当を支払うべきではないかと不満が出ています。師長さんは看護部長に相談すると言ったきりで、その後この問題には一切触れられません。

．．

図表 2-⑭

残業に関する判例

労働時間ではないと判断された事件
⇒一般的に残業の必要が無い状態の労働者に、何度も注意し、残業禁止命令を出していたが、土日に自発的出勤をしていた

労働時間であると判断された事件
⇒残業許可制を採用していたが、許可願を提出せずに残業している職員を把握しながら、放置していた

|質問|
○残業許可制度の運用方法は正しいでしょうか。
○休憩時間はどのように確保すればよいのでしょうか。

【解説】

　残業許可制を採用していても万全ではありません。ゴムノイナキ事件（大阪高判平17.12.1）では、残業許可制を導入していたにもかかわらず、許可願いを提出せずに残業している職員を把握しながら放置していたために、当該居残りは労働時間であると判断されています。

　逆に、一般的に残業の必要がない状態の労働者に対し、何度も注意し、残業禁止令を出していたが、それでも土日に自発的に出勤していた場合には、労働時間ではないと判断された判例もあります（図表2-⑭）。残業許可制をとっていたとしても不要な残業を注意せずに見過ごせば、黙示の指示として労働時間と判断される可能性があるのです。終業時刻後に残業許可願を提出せずに居残った職員の存在を把握しているならば、速やかに帰宅を促すべきです。

夜勤は、2〜3人のスタッフで運営していることから、急患が入ると休憩時間中でも呼び出されることもあるでしょう。2交代の夜勤では、1勤務の所定労働時間が8時間を超えますので、最低でも60分間の休憩を与えなければいけません。しかし、この法定の休憩時間中に業務が発生した場合、その労働時間に対して割増賃金を支給することで対応しているという話を聞くことがありますが、大きな間違いです。

法定の休憩時間は、必ず与えなければいけないのです。労働基準法第34条には、「労働時間が6時間を超える場合には45分以上の休憩、労働時間が8時間を超える場合には60分以上の休憩を与える」ことが義務付けられているのです。

休憩時間は、労働時間の途中に与えること、一斉に与えること、自由に利用させることの三原則を守らなければなりません。ただし、医療機関については、一斉に与えることが適用除外になっています。休憩時間は20分単位で与えるなど、ある程度分割して与えることもできます。毎日、決まった時刻に必ず与える必要もありません。所定の休憩時刻に与えられない可能性を考えて、事前に業務の閑散時間帯に休憩を与えておくことも必要かと思います。

また、休憩時間（仮眠時間）中に緊急搬送患者の対応などの緊急業務に従事することが義務付けられ、実際、従事しているような場合については、「使用者の指揮命令下に置かれた時間」として、業務に従事した時間だけではなく仮眠時間全体が労働時間として判断されてしまいます。次は、仮眠時間すべてが労働時間であると判断された事件（大星ビル管理事件　最一小判平14.2.28）です。

2.5 大星ビル管理事件
　　（休憩・仮眠時間に関する判例）

> ### 大星ビル管理事件
> 最一小判平14.2.28
>
> - Aビルにおいて、Y社の従業員Xらは、ビルの設備の運転、巡回監視等の業務に従事していた。毎月数回、午前9時から翌朝9時までの24時間勤務をすることがあり、その間に合計2時間の休憩時間と、連続8時間の仮眠時間が与えられていた。仮眠時間中は、ビルの仮眠室で待機をして、警報が鳴ったときは直ちに所定の作業を行うこととされていた。仮眠時間中に突発的な作業を行ったときは、その時間に対して時間外勤務手当や深夜就業手当が支給されていた。仮眠時間中に作業を行わなかったときは、1回につき、2,300円の泊まり勤務手当を支給するだけであった。
> - Xらは「仮眠時間」も労働時間に当たるとして、所定の時間外手当や深夜手当、及び深夜の割増賃金の支払いを求めて訴えを起こした事案である。

　判決では、「労働者が実作業に従事していない不活動仮眠時間であっても、労働契約上の役務の提供が義務付けられていると評価される場合には、労働からの解放が保障されているとはいえず、労働者は使用者の指揮命令下に置かれているものであって、労働基準法上の労働時間に当たる。ビル管理会社の従業員が従事する泊り勤務の間に設定されている仮眠時間は、従業員が労働契約に基づき仮眠室における待機と警報や電話等に対して直ちに相当の対応をすることを義務付けられており、また、そのような対応をすることが皆無に等しいなど実質的に義務付けがされていないと認めることができるような事情も存しないことから、実作業に従事していない時間も含め全体として労働者が使用者の指揮命令下に置かれているものであり、労働基準法上の労働時間に当たる。」と判断されました。判断のポイントは、仮眠中に、警報が鳴ったときは直ちに所定の作業を行うことが労働契約上義務付けられていて、時間的、場所的な拘

第 2 章　労働時間管理

図表 2-⑮

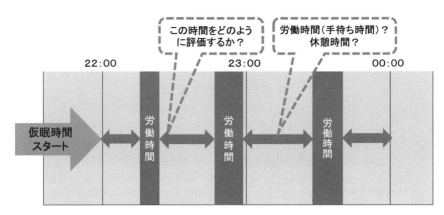

束力が強かったことと、作業の必要が生じることが無いに等しい等の事情も無かったことです。

仮眠時間が労働時間として判断されてしまう重要ファクターは、(1)マニュアル、契約書で何かあれば即時対応することが義務付けられているか？(2)仮眠時間中の業務が発生する頻度は？(3)仮眠時間中に発生する業務の内容は？(4)外出は完全に禁止されているか？(5)仮眠中の実態？（仮眠室があるか？非常ベルが仮眠室にあるか？制服を脱いでいるか？）など上記(1)～(5)により、労働時間に該当するか否かが総合的に判断されます。

看護師の夜勤の仮眠時間についても、緊急搬送患者の対応などの業務に従事することが義務付けられていて、それらの業務に従事することが皆無に等しいなどの実態が無いのであれば、仮眠時間全体が労働時間として判断されてしまいます（図表 2-⑮）。

もし、「2.4(2)ケーススタディ②（労働時間管理）」のような状況が見受けられるならば、仮眠時間中の実態を調査し、人員配置の事情から仮眠時間中に通常業務に従事させざるを得ないのであれば、仮眠時間のすべて、もしくは一部を

所定労働時間に設定して運用すべきです。それも難しいならば、勤務体制の変更を考えるほかありません。宿日直中に通常業務が行われている場合についても、本判決と同様に拘束時間全体が労働時間として判断されますので注意が必要です。

第3章

変形労働時間制の運用方法

3.1 変形労働時間制とは

次に病棟看護部門の看護師や救急部門の医師等の勤務に導入されている変形労働時間制について解説します。変形労働時間制とは、一定の単位期間について、労働基準法上の労働時間の規制を、1週および1日単位ではなく、単位期間における週あたりの平均労働時間を基準とする制度です。

変形労働時間制には、⑴1カ月単位の変形制、⑵1年単位の変形制、⑶1週間単位の変形制の3種類があります。ここでは、医療機関で取り入れることが多い1カ月単位の変形制について取り上げます。

変形労働時間制とは？

1カ月単位の変形労働時間制（法32条の2）	1カ月以内の一定期間を平均して、1週間の労働時間が法定労働時間以下であれば、特定された週又は日において法定労働時間を超えて労働させることができる制度

定時の労働時間制による場合は、実労働時間が法定労働時間を超えた場合に割増賃金を支払う必要があるのですが、変形労働時間制を採用した場合には、法定労働時間を超える労働も割増賃金の対象とならないことから事業主側にとって大きなメリットがあります（**図表3-①・3-②**）。

ただし、変形労働時間制を導入する場合は、就業規則その他これに準じるものにおいて、変形期間中の各労働日の始業および終業の時刻を定める必要があります。そのスケジュール通り運用している場合には、1日8時間、1週間40

3.1　変形労働時間制とは

図表3-①

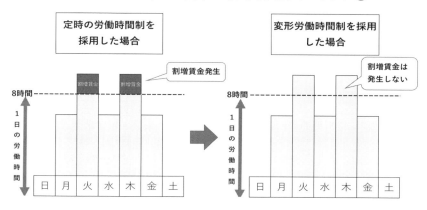

図表3-②

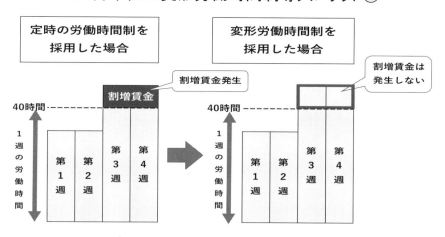

第3章　変形労働時間制の運用方法

時間を超えても割増賃金は発生しません。所定労働時間を超えた場合に割増賃金が発生するのです。

○ 1カ月単位の変形労働時間制を採用する場合には、変形期間を平均し1週間の労働時間が法定労働時間を超えない定めをすることが要件とされているが、これは、要するに、変形期間における所定労働時間の合計を次の式によって計算される変形期間における法定労働時間の総枠の範囲内とすることが必要であるということであること。

40時間×変形期間の暦日数／7　※常時10人未満の保健衛生業は44時間

○ 1カ月単位の変形労働時間制を採用した場合に時間外労働となるのは、次の時間であること。
(1) 1日については、就業規則その他これに準ずるものにより8時間を超える時間を定めた日はその時間を超えて労働した時間、それ以外の日は8時間を超えて労働した時間
(2) 1週間については、就業規則その他これに準ずるものにより40時間を超える時間を定めた週はその時間を超えて労働した時間、それ以外の週は40時間を超えて労働した時間（(1)で時間外労働となる時間を除く）
(3) 変形期間については、変形期間における法定労働時間の総枠を超えて労働した時間（(1)又は(2)で時間外労働となる時間を除く）
　　※（基発第1号、婦発第1号）（都道府県労働基準局長あて労働省労働基準局長、労働省婦人局長通知）

3.2　休日振替の取扱い

　事前に決められたスケジュールを当該単位期間中に変更する場合には注意が必要です。事業主の都合により、勤務を振り替えた場合には割増賃金が発生することがあります。

　行政通達では、「休日振替の結果、就業規則で1日8時間又は1週40時間を超える所定労働時間が設定されていない日又は週に1日8時間又は1週間40時間を超えて労働させることになる場合には、その超える時間は時間外労働となる」（昭63・3・14基発第150号、平6・3・31基発第181号）とされています。

　（**図表3-**③）では、土曜日を休日とするスケジュールを組んでいましたが、業務の都合上、土曜日の休日を火曜日に振り替えました。その結果、本来休日であった土曜日が出勤日になりました。しかし、火曜日には所定労働時間が8時間を超える設定がされていましたが、土曜日は休みでしたので所定労働時間が8時間を超える設定がされていませんでした。したがって、休日振替により土曜日の8時間を超える労働時間については、割増賃金が発生するのです。

　また、同様に（**図表3-**④）では第1週の休日を第3週に振り替えましたが、第1週については、所定労働時間が40時間を超える設定がされていなかったため、第1週の40時間を超える労働時間は時間外労働となり割増賃金が発生するのです。

　このことからも、使用者が業務の都合等により任意にその労働時間を変更するような運用を行っている場合には変形労働時間制は馴染まないのです。

第３章　変形労働時間制の運用方法

図表3-③

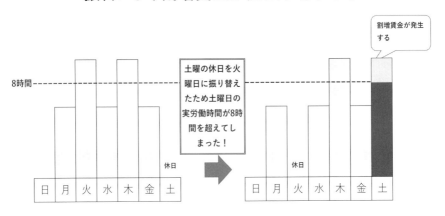

図表3-④

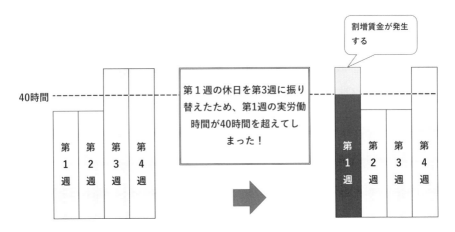

3.3 年次有給休暇の取扱い

　次に看護師の2交代制のように長い所定労働時間を設定して運用している場合の年次有給休暇の取扱いについて解説します。

> **ロング日勤の年次有給休暇取扱いについて（質問）**
>
> ・**13時間拘束勤務**の考え方について、週労働時間での考え方でいくと、1.5日働いたことになりますが、もし、決まっている勤務の日に年休を取りたいと希望したら1.5日の年休ではなく**1日年休扱いになる**と聞いています。通則には、年休の考え方が1勤務扱いとなっているので、1.5日分休んでも1日扱いとなるとのことでした。よって、**13時間勤務を導入すると年次有給休暇の平等性が保てないのではないかと思うのですが**。

　1暦日の勤務は所定労働時間の長さに関係なく、1労働日として扱われるので、変形労働時間制の運用により、その日の所定労働時間が13時間の場合であっても、その勤務は暦日24時間の中に含まれるため、年次有給休暇における労働日は1労働日分として取り扱われます（**図表3-⑤**）。

　所定労働時間の長い労働日に年次有給休暇を取得し、できるだけ所定労働時間の短い日に出勤する職員がいるならば、他の職員との間で不公平の問題が生じるでしょう。

　このケースでは、「時季変更権」（労働基準法第39条第5項）により対応することが可能と思われます。

　労働基準法第39条第5項には、「使用者は、前各項の規定による有給休暇を労働者の請求する時季に与えなければならない。ただし、請求された時季に年次有給休暇を与えることが事業の正常な運営を妨げる場合においては、他の時季にこれを与えることができる。」と示されています。

　変形労働時間制は、業務多忙に対応するために所定労働時間を長く設定して

第3章　変形労働時間制の運用方法

図表3-⑤

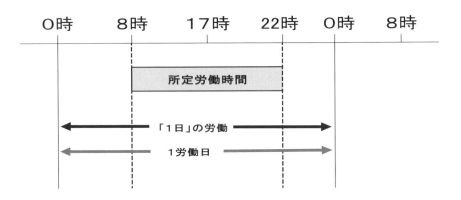

いることから、「事業の正常な運営を妨げる場合」に該当する可能性は高いと思われます。

したがって、意図的に長い所定労働時間の日に年次有給休暇を請求していることが明らかな場合は、事業の正常な運営上、時季変更権を行使することは可能です。

1暦日の勤務は所定労働時間の長さに関係なく、1労働日として取り扱うことが原則でした。それでは、2交代制夜勤の2暦日にわたる継続勤務についてはどのように取り扱われるのでしょうか。

行政通達では、「継続勤務が2暦日にわたる場合には、たとえ暦日を異にする場合でも、1勤務として取り扱い、当該勤務は始業時刻の属する「1日」とすること（昭63・1・1基発第1号）。」と示されています。24時以降の勤務は、次の日の労働時間としてリセットされ、新たな労働時間がカウントされるわけではなく、継続した1勤務として労働時間はカウントされます。

一方、年次有給休暇については、継続した1勤務であっても、それが2暦日にわたる場合には、原則どおり、2労働日として取り扱われます。

このケースでは1勤務2労働日となり、2交代制の夜勤に有給休暇を取得し

図表3-⑥

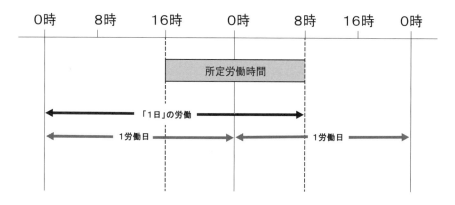

た場合は2日間の年次有給休暇を取得したことになります（図表3-⑥）。

一方、例外的な取扱いも認められています。

8時間3交代制勤務の2暦日にわたるような働き方など、暦日原則をそのまま適用すると著しく不合理な結果になる場合もあることから、行政通達では、「交替制における2日にわたる1勤務及び常夜勤務者の1勤務については、当該勤務時間を含む継続24時間を1労働日として取り扱って差し支えない。」（昭26・9・26基収第3964号、昭63・3・14基発第150号）と示されています。

1勤務が2暦日にわたるとしても、原則の暦日単位ではなく、「当該勤務を含む継続する任意の24時間」を1労働日として取り扱うことができるのです（図表3-⑦）。

少し分かりにくいかもしれませんが、3交代制勤務に暦日原則を適用してしまうと、所定労働時間が8時間程度なのに、1勤務が2暦日にわたることで1労働日分ではなく2労働日分の年次有給休暇を取得したことになってしまうからです。

したがって、暦日をまたぐ勤務の場合は、2労働日分ではなく1労働日分の年次有給休暇を取得したこととする取扱いも可能とされているのです。

第3章　変形労働時間制の運用方法

図表3-⑦

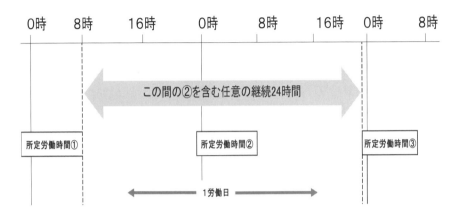

第4章

労働時間の適切な
管理方法

4.1 労働時間の適正な把握のために使用者が講ずべき措置に関する基準について（平13.4.6基発339号）

　我が国の過重労働問題の発端となったのは、1991年に株式会社電通の社員が過労により自殺した電通事件（最二小判平12.3.24）です。当該事件は、過重労働が原因のうつ病り患による自殺について、雇用主の損害賠償責任を認めた初めての最高裁判決として有名です。日本のブランド企業の1つである株式会社電通で起きた事件として極めてショッキングで、"サービス残業"が社会的な問題となりました。

　本事件により、同社では労働者からの自己申告のみで始業・終業時刻の把握を行っていたことが明らかになりました。

　このような事件の増加を受けて、厚生労働省労働基準局長から各都道府県の労働局長あてに通達されたのが「労働時間の適正な把握のために使用者が講ずべき措置に関する基準について（平13.4.6基発339号）」です（**図表4-①**）。

　通達日が、4月6日であったことから「46（ヨンロク）通達（以下、46通達）」と呼ばれています。

　46通達の目的は、「労働時間の把握にかかる自己申告制の不適切不適正な運用に伴い、割増賃金の未払いや過重な長時間労働といった問題が生じているなど、使用者が労働時間を適切に管理していない状況もみられており、使用者が始業・終業時刻の把握に関して、労働時間を管理することは労働基準法の当然の前提であることから、始業・終業時刻の把握に関して、事業主が講ずべき措置を明らかにした上で適切な指導を行う。」というものです。46通達では始業・終業時刻の確認方法が示され、各労働基準監督署は各企業に対して本基準の周知を図り、その遵守のための適切な指導を行うことになりました。

4.1　労働時間の適正な把握のために使用者が講ずべき措置に関する基準について(平13.4.6基発339号)

図表4-①

「労働時間の適正な把握のために使用者が講ずべき措置に関する基準について(46通達)」の策定
(平13.4.6基発339号)

労働時間の適正な把握のために使用者が講ずべき措置のポイント

(1)始業・終業時刻の確認及び記録

使用者は、労働時間を適正に管理するため、労働者の労働日ごとの始業・終業時刻を確認し、これを記録すること。

(2)始業・終業時刻の確認及び記録の原則的な方法

使用者が始業・終業時刻を確認し、記録する方法としては、原則として次のいずれかの方法によること。

ア.使用者が、自ら現認することにより確認し、記録すること。

イ.タイムカード、ICカード等の客観的な記録を基礎として確認し、記録すること。

(3)自己申告制により始業・終業時刻の確認及び記録を行う場合の措置

ア.自己申告制を導入する前に、その対象となる労働者に対して、労働時間の実態を正しく記録し、適正に自己申告を行うことなどについて十分な説明を行うこと。

イ.自己申告により把握した労働時間が実際の労働時間と合致しているか否かについて、必要に応じて実態調査を実施すること。

ウ.労働者の労働時間の適正な申告を阻害する目的で時間外労働時間数の上限を設定するなどの措置を講じないこと。また、時間外労働時間の削減のための社内通達や時間外労働手当の定額払等労働時間に係る事業場の措置が、労働者の労働時間の適正な申告を阻害する要因となっていないかについて確認するとともに、当該要因となっている場合においては、改善のための措置を講ずること。

4.2 労働時間の適正な把握のために使用者が講ずべき措置に関するガイドライン

　しかしながら、46通達がされた後においても過重労働を撲滅することは困難でした。2015年12月に株式会社電通において社員が過労自殺した事件は記憶に新しいと思います。同社における過労自殺は3度目であり、厚生労働省東京労働局は、社員に違法な残業をさせていたとして、労働基準法違反の疑いで法人としての同社と幹部を書類送検しました。同社には以前、労働基準監督署の立入調査があり、是正勧告を受けていましたが実際には是正していなかったようです。

　労働行政は、再度、過重労働撲滅の徹底を図るよう46通達に代えて、「労働時間の適正な把握のために使用者が講ずべき措置に関するガイドライン」（以下、新ガイドライン）を2017年1月20日に策定しました（**図表4-②**）。

　新ガイドラインと46通達の基本的な内容には大きな相違はありませんが、新ガイドラインでは46通達よりグレーゾーンに関する取扱いに一歩踏み込んでいます。新ガイドラインにおける「使用者が講ずべき措置」として、「タイムカード、ICカード、パソコンの使用時間の記録等の客観的な記録を基礎として確認し、適正に記録すること。」や、自己申告により労働時間を把握する際は、「自己申告により把握した労働時間と、入退場記録やパソコンの使用時間等から把握した在社時間との間に著しい乖離がある場合には実態調査を実施し、所要の労働時間の補正をすること。」など労働時間管理の方法について具体的に示されました。

　新ガイドラインの策定を受けて、現在、労働基準監督署の立入調査においては、タイムカード・ICカードのほかに、パソコンのログイン・ログアウトの時刻までが調査されるケースがあります。労働時間把握のために労働行政は客観的なデータを求めているのです。これまで以上に職員の実労働時間の見える

図表4-②

労働時間の適正な把握のために使用者が
講ずべき措置に関するガイドライン

労働時間の適正な把握のために使用者が講ずべき措置のポイント
○ 使用者は、労働者の労働日ごとの始業・終業時刻を確認し、適正に記録すること (1) 原則的な方法 ・使用者が、自ら現認することにより確認すること ・タイムカード、ICカード、パソコンの使用時間の記録等の客観的な記録を基礎として確認し、適正に記録すること。 (2) やむを得ず自己申告制で労働時間を把握する場合 ① 自己申告を行う労働者や、労働時間を管理する者に対しても自己申告制の適正な運用等ガイドラインに基づく措置等について、十分な説明を行うこと。 ② 自己申告により把握した労働時間と、入退場記録やパソコンの使用時間等から把握した在社時間との間に著しい乖離がある場合には実態調査を実施し、所要の労働時間の補正をすること。 ③ 使用者は労働者が自己申告できる時間数の上限を設ける等適正な自己申告を阻害する措置を設けてはならないこと。さらに36協定の延長することができる時間数を超えて労働しているにもかかわらず、記録上これを守っているようにすることが、労働者等において慣習的に行われていないか確認すること。

化を行うことが求められていると言えます。

　それでは、今後、医療機関では、労働時間管理をどのように行うべきでしょうか。

　労働時間管理については、国会でも取り上げられています。

　2010年11月、村田吉隆衆議院議員提出の「労働基準監督機関の役割に関する質問主意書①（**図表4-③**）」に対する答弁書（内閣衆質176第103号）において、「労働基準監督機関においては、御指摘のようにタイムカードの記録により算定された労働時間に基づく賃金の支払を強要しているわけではなく、タイムカードの使用を含め、個々の事業場の実情に応じた適切な方法により確認された労働時間に基づき、賃金を支払うよう行政指導を行っているものである。」と示されています。

　ポイントはタイムカードの打刻時間だけで、労働時間がカウントされるわけではないということです。タイムレコーダ等を導入して、労働時間を管理する場合は、タイムカード等の客観的な記録と「残業命令書」、これに対する「報告書」など使用者が労働者の労働時間を把握するために有している記録とを突

第4章　労働時間の適切な管理方法

図表4-③

「村田吉隆衆議院議員提出」の『労働基準監督機関の役割に関する質問主意書』①

平成十六年三月二日受領の「長妻議員提出国のタイムカード導入及び賃金不払い残業に関する質問に対する答弁書」において、「国は、人事院規則等に基づき勤務時間報告書等を適切に管理することにより行っているところであり、また、タイムカードのみでは職員の正確な勤務時間が把握できないことから、勤務時間管理の手法としてタイムカードの導入は必要でないと考える。（中略）タイムカード導入のメリット及びデメリットについては、その導入により職員の登庁及び退庁の時刻を把握することが可能になると考えられるが、一方、機械的に登庁及び退庁の時刻を記録するタイムカードのみでは職員の正確な勤務時間が把握できないと考えられ、また、導入のための費用も必要になると考えられる。」と答弁している。
　このように国が、国家公務員の勤務時間の把握につき、「職員の正確な勤務時間が把握できない」と認識しているタイムカードにつき、民間に対しては、その打刻時刻にもとづいて労働時間を算定することや、これにより算出された労働時間から、賃金の支払いを強要することは、おかしいのではないか。

合させることが必要になります。「自己申告制」により管理せざるを得ない場合は、労働者の労働時間の適正な申告を阻害する目的で残業時間の上限を指示しないことが求められます。指示の内容が「〇〇時間以内に残業を終わらせる」が院内の通達であったとしても、「〇〇時間以上は、サービス残業だ」ということが趣旨であれば黙示の指示となり違法となります。

　いずれの方法により労働時間管理を行うとしても、重要なことは「使用者の指揮命令下に置かれた時間」が労働時間なのです。残業は許可を取って行わせ、無許可の残業を撲滅することがリスク管理上重要になります。業務上必要のないと思われる無許可の残業が頻繁に行われている職員に対し、なぜ残業になったのかを認識させるため、業務日誌の記載を義務付けて提出させることも効果的です。

　また、村田吉隆衆院議員提出の「労働基準監督機関の役割に関する質問主意書②（**図表4-④**）」に対する答弁書（内閣衆質176第103号）において「労働基準監督官は、臨検等の結果、労働基準法に違反して賃金が支払われていないこ

図表4-④

「村田吉隆衆議院議員提出」の『労働基準監督機関の役割に関する質問主意書』②

> 民事に関する事案に支払命令を出す権限があるのは、裁判所に限定されるものである。監督官には、民事に介入し、労働時間数、金額が確定していない残業代請求に関し、**監督官の裁量により**、「二年間の遡及是正」や「六ヶ月間の是正遡及」を**勧告する権限があるのか**、法的根拠を明らかにしお示しいただきたい。

とが確認された場合や、労働時間数等の全部又は一部について賃金が支払われていない事実がある旨の労働者からの申告があることなど、同法に違反して賃金が支払われていない疑いがあるため、使用者に対し当該労働時間数等を自主的に確認するよう指導を行った結果、同法に違反することが確認された場合には、当該違反を的確に是正させるため、使用者に対しその不払賃金の支払をするよう勧告を行うものである。これらの勧告や指導は、厚生労働省設置法（平成11年法律第97号）第4条第1項第41号に掲げる厚生労働省の所掌事務に関する行政指導として行うものである。」と示されています。

　実労働時間を確認するのは、あくまでも事業主であり、その確認の方法を新ガイドラインで示し、労働基準監督官が指導しているという格好です。各職員の実労働時間を確認し決定する権利は労働基準監督官にはありません。

4.3 労働時間管理に関する司法の判断基準

　それでは、タイムカードによる労働時間管理に関する判例から司法の判断基準を確認しましょう。労働時間をタイムカードの客観的記録のみで厳密に把握している場合は、当然タイムカードの打刻時刻により労働時間が確定されます。しかしながら、タイムカードを導入しているが自己申告制と併用して管理をしているような場合については、どのような点に気を付けて労働時間管理を行うべきでしょうか。

　ケースにより取扱いはまちまちですが、代表的な判例をご紹介します。まず、タイムカード打刻と始業時刻との推定関係についてです。始業前に行う業務を義務付けていないことを前提にすると、始業前労働は、労働時間と認められにくい傾向であると考えられます。

　「始業開始前の出勤時刻については余裕をもって出勤することで始業後直ちに就業できるように考えた任意のものであったと推認するのが相当であるし、退勤時刻についてもすでに認定した営業係の社員に対する就労時間の管理が比較的緩やかであったという事実を考えると、打刻時間と就労とが一致していたと見なすことは無理があり、結局、原告についてタイムカードに記載されていた時刻から直ちに就労時間を算定することは出来ないと見るのが相当である。」
（三好屋商店事件　東京地判昭63.5.27）

　タイムカード打刻時刻と始業時刻の乖離時間が30分以内の場合（A）は、始業時刻より業務を開始したと判断されます。始業時刻より相当前に打刻されている場合（B）についても、通常は始業時刻より業務を開始したと判断されますが、労働者側が、打刻時刻から業務をしていたと主張するならば、労働者側が業務の必要性と労働従事を実証する必要があります（**図表4-⑤**）。

　次に、タイムカード打刻と終業時刻との推定関係です。始業前に比して終業後の居残り時間は時間外労働と判断されやすい傾向です。

図表4-⑤

タイムカード打刻と始業時刻との推定関係

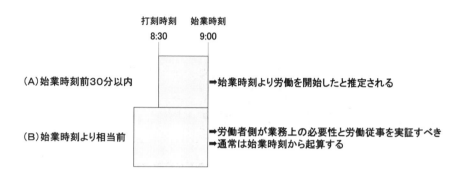

「タイムカードの機械的時間把握機能から、タイムカード打刻時刻と労働時間に関し、使用者が構内に労働者は滞在していたが労働してなかった旨、反証をあげない限り、その時刻近くまで働いていたとして労働者から請求されたときは、タイムカード打刻の結果によって把握される時刻を前提に労働時間として取り扱わなければならないという推定が事実上働く。」（三晃印刷事件　東京高判平10.9.16）

タイムカード打刻時刻と終業時刻の乖離時間が30分以内の場合（A）は、始業時刻同様、終業時刻に業務が終了したと判断されますが、終業時刻とタイムカード打刻との乖離が長時間の場合（B）は、打刻時間まで労働していたと判断される傾向であると言えます（図表4-⑥）。

したがって、この乖離している時間について、労働者が業務を行っていなかったならば、その事実を残しておく必要があるのです。

図表4-⑥

タイムカード打刻と終業時刻との推定関係

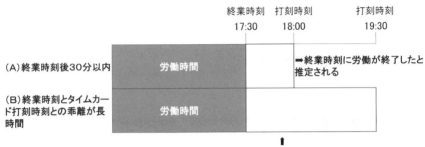

4.4　労働基準監督署による立入調査への対応

　立入調査とは、労働行政では監督指導といわれるもので、調査を断ることは出来ません。「臨検を拒み、妨げ、若しくは忌避して、その尋問に対して、答えなかったり、嘘を言ったり、帳簿書類を提出せず、または嘘の記載をした帳簿書類を提出したもの」は労働基準法第120条第4項により30万円以下の罰金が科されます。ただし、日時の変更の要望は可能です。

　毎年度、厚生労働省の「地方労働行政運営方針」や都道府県労働局の「行政運営方針」に基づいて監督指導計画は作成されます。

　「定期監督」は、労働基準監督官が年度の監督計画に従って法令の全般にわたり適用事業場に対して行われる調査です。「申告監督」は、労働者から法令違反等の申告が監督署にあったときに行われる調査です。

　図表4-⑦は2017年度の愛知労働局における監督指導及び申告処理状況についての報告です。定期監督を実施した事業場のうち、30.2％の事業所で「労働時間・休日」に関する法令違反がみとめられました。「時間外労働・休日労働に関する協定書（36条協定）を所轄労働基準監督署に届出を行わずに、時間外労働を行わせている。また協定の届出はあるものの、協定時間・日数を超えて時間外労働を行わせている。」などがその典型的な事例です。

　図表4-⑧は保健衛生業の「自己申告による不適切な労働時間管理を行っていた事例」として、「自己申告制により労働時間の入力を行っていたが、ICカードによる入退館時刻との間に、1日最長1時間59分の乖離があった」ことなどに対して、労働基準監督署より指摘を受け、「自己申告とICカードによる入退館時刻の乖離の有無を調査し、長時間労働を未然に防ぐよう取り組むよう改善した」事例です。

　タイムカード打刻時刻と終業時刻が著しく乖離していた場合は、乖離していた時間に当該職員が何をしていたのか調査する必要があります。新ガイドライ

図表4-⑦

定期監督でわかった違反内容

違 反 内 容
①労働時間・休日 違反件数 1,739 件（監督指導実施件数に対する割合：30.2％） ＜典型的な事例＞ 時間外労働・休日労働に関する協定届を所轄署に届出を行わず、労働者に法定労働時間・日数を超えて時間外労働・休日労働を行わせているもの。また、協定の届出はあるものの、協定時間・日数を超えて時間外労働・休日労働を行わせているもの。
②健康診断 違反件数 1,084 件（監督指導実施件数に対する割合：18.8％） ＜典型的な事例＞ 常時使用する労働者に対して、1年以内ごとに1回、定期健康診断を実施していないもの。また、深夜業など特定業務従事者に対し、配置替えの際及び6月以内ごとに1回、定期に、健康診断を実施していないもの。
③割増賃金 違反件数 880 件（監督指導実施件数に対する割合：15.3％） ＜典型的な事例＞ 時間外労働、深夜労働等を行わせているのに、割増賃金（通常の賃金の2割5分以上）を支払っていないもの。本来、算定基礎に含めるべき職務手当等を算入せず、法定割増率を下回るもの。

出所：平成29年の愛知労働局における監督指導及び申告処理状況について（愛知労働局HP）

図表4-⑧

定期監督による指導内容

（保健衛生業）自己申告による不適切な労働時間管理を行っていた事例

＜内容＞
労働時間管理システムにより労働者が自己申告による労働時間の入力を行っていたが、一部の部署でICカードによる入退館時刻との間に1日最長1時間59分の乖離が散見され、また、退館時刻の直前30分を休憩時間と申告するなど、不適切な労働時間管理の状況が認められたもの。

＜改善＞
労働時間管理システムについて、1日2時間以上の乖離でエラー表示されていたところ、30分以上でエラーとなるよう変更した。また、人事部が所属長に対し個人別の時間外労働時間情報を提供し、自己申告との乖離の有無などの調査を指示し、その結果を都度報告させるように見直し、長時間労働を未然に防止するよう取り組んでいる。

出所：平成28年の愛知労働局における監督指導及び申告処理状況について（愛知労働局HP）

4.4 労働基準監督署による立入調査への対応

図表4-⑨

申告監督でわかった違反内容

違反内容
①賃金不払い（一部不払い等を含む）1,220件（申告処理総件数に対する割合：72.0%）
＜典型的な事例＞ 経営不振など事業主の都合により、定期賃金の全部または一部が支払われない。時間外労働・休日労働に対する割増賃金が支払われない。休業を命じられたのに、休業手当（平均賃金の6割以上）が支払われない。
②最低賃金 133件（申告処理総件数に対する割合：7.9%）
＜典型的な事例＞ 時間換算した賃金額が、適用を受ける最低賃金額を下回っている。
③労働時間等 49件（申告処理総件数に対する割合：2.9%）
＜典型的な事例＞ 法定労働時間を超えて、また、36協定の限度を超えて、長時間にわたり時間外労働を行っている。または36協定なく時間外労働を行っている。

出所：平成29年の愛知労働局における監督指導及び申告処理状況について（愛知労働局HP）

ンにおいても、自己申告により労働時間を把握する場合については、「自己申告により把握した労働時間と、入退場記録やパソコンの使用時間等から把握した在社時間との間に著しい乖離がある場合には、実態調査を実施し、所要の労働時間の補正をすること。」と示されています。

一方、「申告監督」によりみとめられた法令違反のうち、「賃金不払い」が全体の72%を占めています（**図表4-⑨**）。

「経営不振など事業主の都合により、定期賃金の全部または一部が支払われない、時間外労働・休日労働に対する割増賃金が支払われていない。」などがその典型的な事例です。

厚生労働省は、未払賃金の請求権の時効延長に向け、有識者検討会で議論を始めました。2017年5月に成立した改正民法では、未払賃金を請求できる期間が1年から5年に延びたため、労働基準法の規定を民法の基準に合わせるかどうかが議論のポイントです。現行法はサービス残業などで未払賃金が発生した場合、労働者が会社に請求できる期間は過去2年分と規定していますが、厚生労働省は最長5年まで延長する方針で、この具体的な年限が焦点になってい

第4章　労働時間の適切な管理方法

図表4-⑩

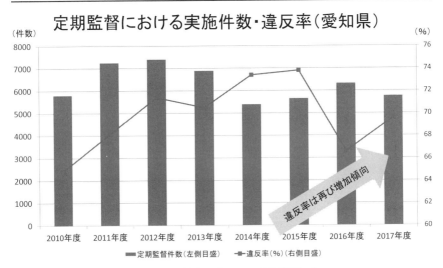

出所：平成29年の愛知労働局における監督指導及び申告処理状況について（愛知労働局HP）

ます。労働政策審議会（厚労相の諮問機関）で法改正に向けた議論を開始し、2020年にも適用される予定です。労働基準法が、5年に延長されたならば、未払賃金が発生した場合においては5年間さかのぼって支払いが命ぜられる可能性がありますので、未払賃金の取扱いについては注意が必要です。

愛知県の定期監督における全業種の違反率は2015年度で頭打ちとなり、2016年度は低下しましたが、2017年度は再び上昇しています（**図表4-⑩**）。医療機関においても例外ではなく、36条協定の届出と遵守、適正な労働時間の把握が労務管理上の重要なポイントになってくると思われます。

労働基準監督署から立入調査を受けて是正勧告がなされたとしても、是正勧告は、行政処分ではなく行政指導に該当しますので、使用者は指導に従う法律上の義務は負いません。

是正勧告に従って行う改善は、あくまでも任意の協力によってなされるものなので、監督官の是正勧告に従わないことのみをもって送検されることはあり

60

ませんが、労働基準法に違反する状態を放置すれば、司法処分につながる可能性があります。

2015年に、厚生労働省は、東京労働局・大阪労働局に「過重労働撲滅特別対策班（かとく）」を新設し、長時間労働に関する監督指導を専門とする「過重労働特別監督管理官」を各1名配置して監督指導・捜査体制の強化が図られました。「過重労働撲滅特別対策班（かとく）」の目的は、過労死認定基準を超えるような事業場（月残業80時間超の事業場）を重点的に対応し、過重労働を減らしていくことです。

また、政府が、2018年度の最重要法案と位置付けていた働き方改革関連法が2019年4月以降、順次施行されますが、残業規制は最も大きな柱であり、違反した場合には厳しい罰則が下されることになります。

厚生労働省では毎年11月を「過重労働解消キャンペーン」と題し、全国の事業場に対して労働時間等に関する調査を強化していますが、2017年度は7,635事業場に対して実施しています。監督指導を実施した事業場のうち、1,232事業場に対して、労働時間の把握が不適正であるため、厚生労働省で定める新ガイドラインに適合するよう指導しました。1,232件の事業所のうち566件の事業に対し自己申告制による場合の実態調査の実施について求めています（図表4-⑪）。自己申告制による場合は、自己申告により把握した労働時間と入退場記録やパソコンの使用時間など客観的なデータとの突合を行うよう指導されていることから、自己申告制のみで労働時間管理を行うことは難しくなると考えられます。

一方、2018年7月24日に閣議決定された「過労死等の防止のための対策に関する大綱」において、長時間労働の削減に向けた取組みを徹底するため、「過重労働の疑いがある企業等に対しては、労働基準監督署の体制を整備しつつ監督指導等を徹底する。また、過労死等を発生させた事業場に対しては、当該疾病の原因の究明、再発防止対策の徹底を指導する。特に、2017年1月に策定した新ガイドラインの周知、違法な長時間労働等が複数の事業場で認められた企業に対する指導・公表制度、労働基準法第36条第1項の規定に基づく

第4章 労働時間の適切な管理方法

図表4-⑪

2017年度「過重労働解消キャンペーン」の重点監督の実施結果を公表

◇労働時間の適正な把握に係る指導状況

　監督指導を実施した事業場のうち、1,232事業場に対して、労働時間の把握が不適正であるため、厚生労働省で定める「労働時間の適正な把握のために使用者が講ずべき措置に関するガイドライン」（労働時間適正把握ガイドライン）（※）に適合するよう指導した。

表5　重点監督における労働時間の適正な把握に係る指導状況

指導事業場数	指導事項（注1）						
	始業・終業時刻の確認・記録（ガイドライン4(1))	自己申告制による場合			管理者の責務（ガイドライン4(6))	労使協議組織の活用（ガイドライン4(7))
		自己申告制の説明（ガイドライン4(3)ア・イ)	実態調査の実施（ガイドライン4(3)ウ・エ)	適正な申告の阻害要因の排除（ガイドライン4(3)オ)		
1,232	678	89	566	52	12	1

（注1）労働時間適正把握ガイドラインに定める始業・終業時刻の確認及び記録の原則的な方法を指す。
（注2）監督対象事業場において、部署等によって異なる労働時間の管理方法を採用している場合、複数に計上している

出所　厚生労働省HP

協定（36条協定）の未締結事業場に対する監督指導について、取組の徹底を図る。なかでも、労働時間の把握については、原則として、使用者が自ら現認すること、又はタイムカード・ICカード等の客観的な記録を基礎として労働者の始業・終業時刻を確認することにより、適正に記録することとされている新ガイドラインを踏まえ、指導を行う。」と示されています。また、「過重労働と関連すると思われる労働災害等の事案についても収集を進める。分析に当たっては、自動車運転従事者・教職員・IT産業・外食産業・医療・建設業・メディア業界等過労死等が多く発生している又は長時間労働者が多いとの指摘がある職種・業種（重点業種等）を中心に、若年者、中高年者等各年齢層の状況を踏まえつつ、裁量労働制等労働時間制度の状況、労働時間の把握及び健康確保措置の状況、休暇・休息の取得の状況、出張（海外出張を含む）の頻度等労働時間以外の業務の過重性、また、疾患等の発症後における各職場における事後対応等の状況の中から分析対象の事案資料より得られるものに留意する。」と

図表4-⑫

2018年度愛知労働局の取り組み方針について

2018年度 監督指導の取組方針

① 時間外・休日労働時間数が1か月当たり80時間を超えていると考えられる事業場、長時間にわたる過重な労働による過労死等に係る労災請求が行われた事業場等に対する監督指導を徹底する。

② 曖昧な労働時間管理となりがちな自己申告制のみを採用する事業場について、客観的な記録を基礎として始業・終業時刻を確認し、記録する方法の導入を含め、重点的に指導する。

③ 労働災害防止対策については、死亡等の重篤災害が多発しやすい製造業や建設業、災害が増加傾向にある第三次産業を重点として対策を実施する。

2018年度 申告処理の取組方針

解雇、賃金不払等の事案について、早期の解決を図るため、優先的に処理を行い、必要な指導を行うとともに、悪質なものは司法処分とする。

出所：平成29年の愛知労働局における監督指導及び申告処理状況について（愛知労働局HP）

も示されています。

　勤務医については残業の上限規制の適用に5年間の猶予がありますが、「過労死等の防止のための対策に関する大綱」において医療機関は「重点業種等」に指定されていることや、「2018年度の愛知労働局の取り組み方針」にも示されている通り、時間外・休日労働時間数が1カ月当たり80時間を超えていると考えられる事業場への立入調査が重点的に進められていることなどから、医療機関の多くは、立入調査先のリストに入っているものと思われます（**図表4-⑫**）。今後も、労働基準監督署の長時間労働への監督姿勢は、さらに厳しくなることが予想されますので、各医療機関は適正な労働時間の把握について新ガイドラインに沿った対応が必要となります。

第5章

医療機関が遵守すべき「安全配慮義務」

5.1 安全配慮義務とは

　2007年に労働契約法が制定され、同法第5条に成文化された「安全配慮義務」は、1975年以降に最高裁判例によって導き出された判例法理です。近年は、職場におけるパワーハラスメント等により精神疾患に罹患する職員も少なくありません。医療機関においても例外ではなく、訴訟にまで発展するケースもあるのです。その際、損害賠償請求の理由として主張されることが多いのが事業主側の安全配慮義務違反です。

　使用者が「安全配慮義務」を負うことが最高裁で初めて明言されたのが、陸上自衛隊八戸車両整備工場事件（最三小判昭50.2.25判決）です。「ある法律関係に基づいて特別な社会的接触の関係に入った当事者間において、その法律関係の付随義務として、当事者の一方又は双方が相手方に対して信義上負うべき義務として一般的に認められるべきものである。」として最高裁は明確に示しています（**図表5-①**）。

　さらに、電通事件（最二小判平12.3.24判決）は、うつ病い患による自殺について、雇用主の損害賠償を認めた初めての最高裁の判決です（**図表5-②**）。この最高裁判決においても、業務と自殺との因果関係を認め、「使用者は、労働者が業務の遂行に伴う疲労や心理的負荷等が蓄積して心身の健康を損なうことのないよう注意する義務を負っている。」として安全配慮義務を認めた上で、Aの業務の遂行とそのうつ病い患による自殺との間には、相当因果関係があるとした上で、Aの上司は、Aが恒常的に著しく長時間にわたり業務に従事したことにより健康状態が悪化していることを認識しながら、その負担を軽減させるための措置を執らなかったことについて過失があると判断されました。このように、上司が十分な睡眠をとるように指導したことのみでは、安全配慮義務を履行したことにはなりません。過重労働による健康状態悪化を知っていたのに、休息を取れる具体的措置を講じなかったことが問題なのです。

図表 5-①

陸上自衛隊八戸車両整備工場事件
最三小判昭 50.2.25

- 自衛隊員のAは、自衛隊駐屯地で車両整備に従事していたところ、後進してきた同僚自衛隊員Bの運転する大型自動車に轢かれて即死した。
- Aの両親であるXらは、国家公務員災害補償法に基づく補償金を支給されたが、XらはAの使用者であるY（国）に対して、債務不履行に基づく損害賠償の支払いを求めて訴えを起こした事案である。

➢判決

- 国は公務遂行のため必要となる施設や器具等の設置管理にあたって、又は公務の管理に当たって、公務員の生命及び健康等を危険から保護するよう配慮すべき義務（**安全配慮義務**）を負っている。

図表 5-②

電通事件
最二小判平 12.3.24

- 広告代理店Y社に勤務していたAは、恒常的な**長時間労働**により**健康状態を悪化**させ、**上司も気づいて**十分な睡眠をとるよう指導したが、休息をとれる**具体的措置**は講じなかった。Aは**うつ病に罹患**し、出張から帰宅し、入社1年5カ月後自宅で自殺した。申告した残業は60～80時間/月であったが、実際の残業時間よりも相当少なく、亡くなる1カ月前には8回/月の徹夜作業を行っていた。
- Aの両親であるXらは、Y社に対し、AはY社から長時間労働を強いられたためにうつ病に陥り、自殺に追い込まれたものであり、Y社の不法行為又は安全配慮義務違反があるとして損害賠償の支払いを求めて訴えを起こした事案である。

➢判決

- 使用者は、労働者が業務の遂行に伴う疲労や心理的負荷等が蓄積して心身の健康を損なうことのないよう注意する義務（**安全配慮義務**）を負っている。

図表5-③

> **安全配慮義務違反行為とは**
>
> ・安全配慮義務違反との間に因果関係があり、
> 結果発生の
> (1) **予見可能性、**
> (2) **回避可能性**があり、
> (3) **結果回避義務**があるにもかかわらず、これを尽くさなかったこと。

　過労自殺・過労死以外にも、セクシャルハラスメント、パワーハラスメント、いじめによる自殺、受動喫煙など安全配慮義務の範囲は広く、職場環境配慮義務とも言われています。対象者は、出向・労働者派遣・請負の就労形態であっても、事故が起きた場合には安全配慮義務の対象となることがあります。

　安全配慮義務違反行為とは、「結果発生の(1)予見可能性、(2)回避可能性があり、(3)結果回避義務があるにもかかわらず、これを尽くさなかったこと」とされています（図表5-③）。事業主が労働者を雇い入れる際、労働者の生命と健康を保持するため注意義務を尽くしながら就労させることが「暗黙の契約内容」となっています。労働者の就業に対して心身の危険の防止に努めることが必要で、その最低基準として労働安全衛生法がありますが、同法の最低基準を満たしていても、安全配慮義務違反とされることがあります。

　具体的には労働者の生命と健康に危害を及ぼす可能性が有ることが予測される（予見可能性）にもかかわらず、回避すべく最善を尽くす（結果回避義務）ことを怠った結果、労働者の生命と健康に危害が及ぼされた場合など、安全配慮義務違反と判断されます。

5.2 安全配慮義務について争われた医療機関の事件

(1) 医療法人社団こうかん会（日本鋼管病院）事件

医療機関においては、患者に 24 時間対応する必要がありますが、高齢の患者の中には、認知症の方もいて、現場の看護師の皆さんも対応に苦慮しているものと思われます。

患者から看護師への暴力に対し、医療法人社団こうかん会事件（東京地判平 25.2.19 判決）では病院側に安全配慮義務違反が認められました。

医療法人社団こうかん会（Y病院）事件
東京地判平 25.2.19

- Y病院に看護師として勤務していたXは、CCU（冠状動脈疾患集中治療室）病棟にて準夜勤勤務中、入院患者（90歳）から暴行を受けた。ナースコールで他の看護師の応援を求めたが、他の看護師が駆け付けたのが遅く、応援を求めてから30分後であった。Xは、頸椎捻挫、左上肢拘縮の障害を負い、労働災害が認定され、約1年5カ月間公傷休暇を取得した。この病棟では、せん妄状態や認知症等により不穏な状態にある入院患者から、看護師が暴行を受けることは日常的な事態であった。
- Xは、Y病院に雇用契約上の安全配慮義務違反があるとして、Y病院に対し損害賠償を求めて訴えを起こした事案である。

判決では、「この病棟では、せん妄状態や認知症等により不穏な状態にある入院患者から、看護師が暴行を受けることは日常的な事態であった。このような状況下において、Y病院は看護師が患者からこのような暴行を受け、障害を負うことに予見可能性があったというべきである。もっとも、入院患者の中にこのような不穏な状態になる者が居ることもやむを得ない面があり、完全にこ

図表5-④

> **被告が敗訴した要因**
>
> (1) 予見可能性
> ・看護師が不穏な患者から**暴力を受け、障害を負う**ことに予見可能性があった。
>
> (2) 回避可能性
> ・ナースコールがなった際は、暴力行為があり得ることを前提に、直ちに応援に駆け付けることを徹底すれば、事故を**回避できる可能性**があった。
>
> (3) 結果回避義務違反
> ・看護師の身体に**危害が及ぶこと**を回避すべく最善を尽くすべき義務があったのに履行しなかった。

のような入院患者による暴力を回避・根絶することは不可能であると言えるが、最悪の場合、生命の危険にかかわる可能性のあるものである以上、Y病院としては看護師の身体に危害が及ぶことを回避すべく最善を尽くすべき義務があったというべきである。

したがって、Y病院としてはそのような不穏な患者による暴力行為があり得ることを前提に、看護師全員に対し、ナースコールが鳴った際は患者が看護師を呼んでいることのみを想定するのではなく、看護師が患者から暴力を受けている可能性があるということも念頭に置き、担当する部屋からのナースコールでなかったとしても、直ちに応援に駆け付けることを周知徹底すべき注意義務を負っていた。

Y病院はこうした義務を怠った結果、患者に暴力を受けたX（原告）がナースコールを押しているにもかかわらず他の看護師は直ちに駆けつけることなく、その対応が遅れた結果、X（原告）に障害ないし後遺障害を負わせる結果を招いたのであって、X（原告）に対する安全配慮義務違反があったと言わざ

るを得ない。(**図表5-④**)」と判断されました。

裁判所が重視したファクターとして、①夜勤帯の病棟における暴力行為は予見可能性があったのに、具体的な対策を病院側が徹底していなかったこと、②「暴力行為があれば、すぐに連絡するように」といった漠然とした指示は、安全配慮義務の認識に欠けていることの2点が指摘されています。

(2) 鳥取大学医学部附属病院事件

鳥取大学医学部附属病院事件（鳥取地判平21.10.16）では、大学院生の労働基準法上の労働者性を問わずに「特別な社会的接触の関係」にあるとして、大学病院側の安全配慮義務違反が認められました。

Y大学附属病院事件
鳥取地判平21.10.16

- 医師免許を取得し、Y大学病院の大学院博士課程に入学し、Y大学病院において無報酬で医療行為に従事していた大学院生Aが、Y大学病院での徹夜の手術に参加した後、他のアルバイト先病院へ自動車を運転して向かう途上で交通事故を起こし、病院に搬送されたが脳挫傷により死亡した。
- Aの両親であるXらは、この事故は演習名目で過重な勤務に従事させられ、過労状態で運転することを余儀なくされたために起きたものであるとして、Y大学病院の安全配慮義務違反または不法行為に基づく損害賠償の支払いを求めて訴えを起こした事案である。

AはY大学病院において、相当の長期間にわたり継続して過重な業務に従事し、とりわけ本件事故の1週間前には極度の睡眠不足の状態で業務に従事していました。

また、Y大学病院には、高度の医療技術を要する患者が集まる傾向にあるため、診療等を行う医師の精神的負担は高く、大学院生にとっては一般医師に比して精神的、肉体的負担が多くかかり得るものでした。

図表5-⑤

労基法上の労働者性を問わずに大学病院の安全配慮義務違反を認定した

- 安全配慮義務は、ある法律関係に基づいて**特別な社会的接触の関係に入った当事者間**において、当該法律関係の付随的義務として当事者の一方または双方が相手方に対して信義則上負うところの、相手方の生命、身体、健康等を危険から保護するよう配慮する義務である。

> Aは、Y大学と在学関係にあり、Y大学病院において診療行為に従事していた。

　判決では、「外部病院でのアルバイト自体は外部病院と医師との雇用契約に基づくものであり、Y大学病院の管理監督等が及ぶとはいえないまでも、外部病院のアルバイトはY大学病院の医局長が取りまとめて勤務医及び大学院生らに割り当て、アルバイト先や日時はY大学病院の予定表にも記載されていたこと等から、外部病院でのアルバイトにY大学病院の指揮監督および指導が及ぶか否かを問わず、外部病院のアルバイト当直の時間及び内容を把握したうえで適切な措置を講ずることは当然である。大学病院において業務の遂行に緊張が伴い、精神的負担がかかること自体は、大学院生も勤務医と変わるものではないとして、労働基準法上の労働者性を問わずに『特別な社会的接触の関係』にある。」としてY大学病院に安全配慮義務違反があり、事件との間の因果関係も認められると判断されました（**図表5-⑤**）。

　Y大学病院は、Aの指導官を通じてAが極度の過労状態に陥ることを予見し、AのY大学病院や外部病院における業務の軽減を図るなどの適切な措置を講ずるなどによりAが極度の疲労状態、睡眠不足に陥ることを回避しなければならなかったのです（**図表5-⑥**）。

　このように、特別な社会的接触の関係においても、安全配慮義務違反が認定

5.2 安全配慮義務について争われた医療機関の事件

図表5-⑥

予見可能性はあったか？
（過労状態となる可能性はあったか？）

労働時間
- 事故前12週間の1週当たりの業務従事時間は、ほとんどの週で80時間前後、本件事件の2週間前には、93時間、1週間前には104時間となっていた。
- 事故前の3カ月で完全に休みであったのは3日間のみであった。
- ほぼ毎週1～2回、翌日に及ぶ当直業務に従事していた。

業務の質
- 医師としての医療業務そのものが、患者の生命、身体に直結する業務であり、基本的に大学院生らも勤務医と変わるものではない。
- Y大学病院には、高度の医療技術を要する患者が集まる傾向にあり、診療等を行う医師の精神的負荷は高かったと考えられる。

されており、安全配慮義務の範囲は広い。適切な労務管理を行うためには、安全配慮義務の理解は必須です。安全配慮義務違反のトラブルを避けるためには、危険発見（職場における危険、労働者の周りにある危険の予知）と事前排除（危険を回避する措置を講じること）が特に重要であり、医療事故防止と同じくリスクアセスメントが必要とされるのです。

5.3 ケーススタディ

ケーススタディ③（安全配慮義務）

- 私は、外来担当の10年目の師長です。私の病院では、メンタル不調により休職している看護師が常時5人ほどいます。Aさん（26歳）はそのうちの1人で、循環器病棟で働いていましたが、3年前に精神疾患（うつ病）に罹患して休職となり、その1年後に通院している診療所の主治医から「就業可能」と診断されました。復職の判断は、主治医の意見を尊重すべきですので、当院の産業医は通常、主治医の意見にしたがって復職可否判断を行っています。今回も、主治医の診断が「復職可能」でしたので、産業医は「復職可能」と判断し、リハビリ勤務がスタートしました。
- リハビリ勤務は循環器病棟で行い、その2カ月後にフルタイム勤務へ復帰しましたが、時間外勤務免除、夜勤免除の診断書が継続的に提出されるので、夜勤のシフトを組むことができず、復帰1年後に病棟勤務から外来勤務へ異動になりました。しかしながら、復帰から2年を経た現在でも、時間外免除・夜勤免除の診断書を継続的に提出されています。外来異動後も決して体調が良くない状態が続いているようにみえるので、産業医の面談においても時間外勤務を免除することを前提に就業継続が許可されています。
- 本人には就業上の配慮を行い、本来看護師の業務ではないが、負荷のかからない外来看護業務の補助を行ってもらっています。私から、本人に「体は大丈夫？」と聞いても、「大丈夫です。継続的に受診していますから」という返事でした。診断書が提出されている以上、職員の健康を配

慮し業務を軽減しないと労働基準監督署に訴えられることも心配です。しかしながら、正職であるにもかかわらず、経験に応じた業務もできないため、他の職員から不満もでており、この職員に対する労務管理に頭を悩ませています。
・なお、当院の産業保健スタッフは、産業医である当院の内科の医師1名、看護師1名、人事課員1名で構成され、復職可否の面談についてはすべて実施しており、復職マニュアルはありませんが、厚生労働省の「メンタルからの職場復帰支援」を参考にしながら、個別に職場復帰プランを作成して、復職支援に取り組んでいます。

|質問|
○復職可否判断の方法は適切でしょうか。
○就業上の配慮の方法は適切でしょうか。
○復職可否判断の決定者は誰であるべきでしょうか。

【解説】
　皆さんが勤務する医療機関においても同様のケースは無いでしょうか。メンタル不調で休職し、その後、復職したが通常の業務を行う程度までの回復は困難で、就業上の配慮は常態化している。そもそも、当該職員は復職判定時において、復職させるべき健康状態にあったのでしょうか。復職希望の職員が、通院先の診療所から「就業可能」と記載された診断書をもらって、病院側に提出した場合、病院側はどのような対応をしているのでしょうか。適切な判断基準により復職可否判断がなされているのでしょうか。
　ケーススタディ③のように本人に復職の意向があり、診断書に「就業可能」と記載されていたら、診断書の記載通り、復職させてしまうこともあるのではないでしょうか。

しかしながら、診療所の主治医が、患者の業務の内容についてまで理解して「就業可能」の診断を行っているとは甚だ疑問なのです。

昨今、ケーススタディ③のようにメンタル不調からの復職可否判断で後にトラブルを招くケースが増加しています。これらのトラブルを防ぐためには、傷病から回復したと言えるか否か（治癒したか否か）の復職可否判断を適切に行うことが必要です。

大建工業事件（大阪地判平15.4.16判決）では、「治癒したか否かは、従前の業務を通常の程度に行える状態に復帰したか否かで判断すべきである」とされました。つまり、「軽作業なら可」という診断書を提出されても、休職前に従事していた業務に従事することが難しければ、復職を拒否できるのです。この判例が復職可否判定の基準です。

しかしながら、一方では片山組事件（最一小判平10.4.9判決）のように、「事業所内にその者でも従事できる現実的可能性のある業務があれば、復職に応じなければならない」と判断されたケースもあります。ただし、この判例は、「労働者が職種や業務内容を特定せずに労働契約を締結した場合」であり、医療機関において医療職として採用した場合には該当しないと考えてよいでしょう。また、北産機工事件（札幌地判平11.9.21判決）では、100パーセント回復・治癒していなくても、短期間に回復・治癒すると見込まれる場合は、復職させる必要があると判断されました。逆を言えば、短期間に回復・治癒する見込みがない場合は復職させる必要はないのです。

後のトラブルを防ぐためには、「休職前に従事していた業務に、通常程度従事できるまで回復しなければ復職に応じない」旨を十分に説明することが必要です。

もし、健康状態が十全でないなか、本人の意向に従って復職させ、健康状態が増悪する事態を招いてしまった場合は、病院側の「安全配慮義務違反」が成立することもあり得ます。

ケーススタディ③の「就業上の配慮」の方法は間違っています。職員に就労を継続させた結果、健康が確保できなければ使用者である病院側の過失とされ

図表 5-⑦

適切な復職支援のポイント

① 職場復帰支援体制を充実させる
② 復職プロセスを明確にする
③ 復職可否判断の決定権者を明確にする

る可能性があるのです。

　職員に配慮したつもりが、最悪の事態を招いてしまうことにもなりかねません。

　復職したが就労上の配慮（リハビリ勤務）を計画通りの期間で終了することが困難となり、結果的に、時間外制限・深夜勤務の制限が長期に及んだ場合、本人にとっては、業務上の配慮は有り難いでしょう。しかしながら、フォローしている周りの職員にはどのように映るのでしょうか。不公平だと思わないでしょうか。いずれにしても、良い影響は与えないように思われます。このように、休職からの復職可否判断は、本人だけではなく、周りの職員にも影響を与える重大な案件なのです。

　復職を適切に進めるための3つの重要なポイントをご紹介します（**図表5-⑦**）。1つ目は院内の職場復帰支援体制です。産業医は名ばかりではなく、事業内産業保健スタッフや事業内メンタルヘルス推進担当者の確保も重要です。病院という事業体であるがゆえ、産業保健スタッフの確保が不十分な場合もあるのではないでしょうか。

　2つ目は、復職規程（職場復帰プログラム）が作成され、休業開始から通常業務への復帰の標準的なプロセスが明確に示されていることです。このプロセスに沿って、適切な復職可否判断や職場復帰支援が進められることになります。

　そして、3つ目は、復職の可否判断は、主治医が決定するのではなく、産業

医の意見を尊重し、病院側が決定することです。なぜならば、業務内容を詳しく知らない主治医の意見より、業務の内容や職場環境を把握している産業医の意見を尊重することは当然なのです。

　復職先については、上からの押しつけではなく、病院側と職員が十分な話合いを行い、病院側がセレクトした候補の業務から、本人に復職先を自ら選択させることが重要です。本人が理解、納得しなければトラブルになる可能性があるからです。また、病院側がセレクトする業務は既存のものでよく、新たに作り出す必要はありません。職場環境についても配慮する必要はありますが、復職する職員もその配慮に合わせた努力はすべきです。配慮を尽くしても、本人が了承しない場合は、就労不能と判断せざるを得ません。

　最後に、繰り返し申し上げますが、職場復帰の決定は、主治医の「就労可能」の診断書ではなく、使用者である「病院」が行うことが重要なのです。

5.4 復職規程の必要性

　これまで、メンタル不調（以下、心の健康問題等）により休業した職員の復職可否判断基準とトラブル防止策について示しました。ここでは、心の健康問題等により休業した職員が復職するプロセスにおいて産業保健スタッフや人事担当者が注意すべき要点について説明させていただきます。

　「心の健康問題等により休業した労働者の職場復帰支援の手引き」（厚生労働省）によると、職場復帰支援は、5つのステップで実施することが推奨されています（図表5-⑧）。実施の際には、運用上のトラブルを防止するため、是非とも復職規程の整備をお勧めします。

　復職規程は、厚生労働省の手引きに沿って作成することが一般的ですが、5つのステップのうち［第2ステップ］、［第3ステップ］には病院側（事業主側）が、トラブル防止のため押さえておきたいいくつかのポイントがあります。

　［第2ステップ］では、休業中の職員から復職の意志が伝えられ、主治医による治癒証明（復職可能診断書）が提出された後、産業医等による精査が行われます。提出された主治医記載の「復職可能」の診断基準が明確でない場合は、主治医に詳しい情報提供を依頼しましょう。ただし、主治医から情報収集する場合には、本人の同意が必要であるため、本人が同意書の提出を拒んだり、主治医から協力が得られなかったりする場合もあります。そのような場合は、病院側が指定する医師への受診を促すことや、専門的な診断が必要であれば大学病院での精密検査を受けるよう勧めることも重要なポイントです。

　私の経験では、診療所の主治医に診断根拠について聞取り調査の依頼を行ったところ、「本人から頼まれて復職可と記載したのでお答えできない」と回答された場合もありました。このケースでは、復職可否の判断材料として採用することはできず、病院側が指定した診療所に受診を促しました。

　次に［第3ステップ］では、最終の前段階として、必要な情報収集と評価を

図表5-⑧

職場復帰支援の5つのステップ

1. 第1ステップ　病気休業開始及び休業中のケア
2. 第2ステップ　主治医による職場復帰可能の判断
3. 第3ステップ　職場復帰の可否の判断及び職場復帰支援プランの作成
4. 第4ステップ　最終的な職場復帰の決定

職場復帰

5. 第5ステップ　職場復帰後のフォローアップ

出所:厚生労働省HP

行い、職場復帰ができるかを適切に判断し、復帰可能であれば職場復帰支援プランを作成するステップです。復職可否判断のために「試し出勤制度等」(厚生労働省)が奨励されていますが、この制度は、「模擬出勤」(勤務時間と同様な時間帯において軽作業を行ったり図書館等で時間を過ごす)、「通勤訓練」(自宅から職場の近くまで通常の出勤経路で移動を行いそのまま、または職場付近で一定時間を過ごした後に帰宅する)、「試し出勤」(職場復帰の判断等を目的として、本来の職場などに試験的に一定期間継続して出勤する)の3パターンがあります。「試し出勤の制度等」の運用についてはトラブルが発生しやすいため、押さえておきたいポイントの1つです。「試し出勤」は、本来、復職可否判断や治療の一環を目的に行われますが、「労務の提供」を行ったと判断される場合があります。

「療養のため労務に服することができない状態」(労務不能)であることは、傷病手当金制度の支給要件とされています。厚生労働省の行政解釈では、「労務に服することができない」とは、「必ずしも医学的基準によらず、その被保険者の従事する業務の種別を考え、その本来の業務に堪えうるか否かを標準と

して社会通念に基づき認定する。」（昭和31.1.19保文発340号）とされています。「午前中のみ出勤し、従前の業務に服する場合は、通常支給されない」（昭32.1.19保文発340号）等、業務内容によっては、「労務の提供」であると判断されるケースもあります。復職可否判断のための「試し出勤」のはずが、「労務の提供」と判断されれば、傷病手当金は支給停止され、短縮時間分が減額された賃金のみが支給され、結果的に本人が不利益を被ることになってしまいます。

休業中に「試し出勤」を取り入れるためには、業務内容が、「労務の提供」に当たらないか保険者に確認し、本人にも「試し出勤」であることを認識させることが必要です。

逆に、「労務の提供ではない」（労務不能）と判断され、傷病手当金の支給対象となる場合でもトラブルが発生するリスクはあります。自宅と病院の間の移動中の事故や、院内での事故による怪我も考えられるからです。この場合は、「労務の提供」ではないため、労働者災害補償保険法の適用にならないことに注意しなければなりません。重要なポイントの1つです。

「私傷病による休業からの復職に関する規程（復職規程の例）」には、「試し出勤申請書」の提出により、本人の同意を得て、後のトラブル発生時のリスクを回避しています。しかしながら、病院側のリスクは回避できても、職員への安全配慮から長期間の「試し出勤」はなるべく避けるべきではないでしょうか。

以上、5つのステップのうち重要なポイントを私の経験から説明させていただきましたが、最も重要なことは、このプロセスから逸脱しないことです。「復職規程」から外れて復職させた場合は、安全配慮義務の遵守は厳しくなるでしょう。

5.5 復職規程の例（サンプル）

私傷病による休業からの復職に関する規程

○○病院

（目的）

第1条　本規程は、私傷病により休業等している職員の復職にあたって、復職の適切な判定並びに円滑な職場復帰を目的とする。したがって、職場復帰支援の標準的な流れを明らかにするとともに、対応する手順、内容および関係者の役割について定める。

（対象）

第2条　対象職員は、原則として私傷病により休業中の職員とする。

（復職検討委員会の設置）

第3条　安全衛生委員会委員長は、復職検討委員会（以下、検討委員会）を設置する。検討委員会は、対象職員の復職にあたって、復職の適切な判定並びに円滑な職場復帰を目的とする。

2　検討委員会では、職場復帰の可否の検討、職場復帰支援プランの作成、復職後の支援等の業務を行う。

（復職希望者の手続き）

第4条　休業中の職員の休業事由が消滅したとして復職を希望する場合には、主治医による治癒証明（復職可能診断書）（以下、診断書）を所属長へ提出しなければならない。

（情報の収集と協力）

第5条　前条の診断書受領後、速やかに検討委員会を開催し、以下の事項について情報収集する。
　⑴本人の面談
　　　当該職員の職場復帰の意志および就業意欲を確認するとともに就業上の配慮や期間、「試し出勤」などの要望事項について情報収集する。
　⑵関係者からの情報収集
　　　必要があれば、当該職員の同意を得て、家族や関係者から情報収集する。
　⑶主治医からの情報収集
　　　診断書に記載されている内容だけでは、当該職員の職場復帰支援を行うことが困難な場合、産業医が主治医から情報を収集する。
　　　なお、「職場復帰支援に関する情報提供依頼書」（別紙様式1）により、文書で情報や意見を求めることもできる。主治医が他院の医師であり、書類作成料が必要な場合は病院が支払うものとする。
2　前条の診断書が提出された場合でも、病院は、病院の指定する医師への受診を命ずることができる。病院は、職員が正当な理由なくこれを拒否した場合、前条の診断書を休業事由が消滅したか否かの判断材料として採用しないことがある。

（出勤等訓練制度）
第6条　検討委員会は、休業中の職員に対して出勤等訓練を認めることが復職可否の判断に有益であると認められる場合、当該職員の申請「試し出勤申請書」（別紙様式2）により出勤等訓練を認めることができる。試し出勤は復職可否のために産業医の指示のもとに試行されるものとし、休職中であれば休職期間に通算する。「試し出勤」は、雇用契約に基づく勤務ではないため、賃金の支給はしない。「試し出勤」の詳細については、「○○病院　試し出勤実施要領」による。

（復職の検討）
第7条　検討委員会は、第5条および第6条の情報を総合的に評価して、職場

復帰の可否を検討し、「職場復帰に関する意見書」（別紙様式3）を作成する。

　復職可能とは、治癒、又は復職後ほどなく治癒することが見込めると判断された場合とする。なお、本条にいう治癒とは、従前、健康時に行っていた通常の業務を遂行できる程度に回復した状態をいう。

（病院長による職場復帰可否の決定）
第8条　検討委員会は、作成した「職場復帰に関する意見書」（別紙様式3）について、所属長、人事課長、事務部長の確認を経たうえで、復職の可否を含めた検討の結果を院長に答申する。院長は最終的な職場復帰可否の決定を行う。

（職場復帰決定後の就業上の配慮等）
第9条　病院は、職場復帰決定後、一定の期間に限定して"就業上の配慮"を行うことができる。
　2　復帰する職場は、原則として元の職場とする。ただし、本人の状態、職員配置等の状況により、病院の判断で休業前と異なる業務で復帰させることがある。
　3　就業上の配慮の内容は、以下のものとし、当該職員は、「就業上の配慮申出書」（別紙様式4）を記載し検討委員会へ提出する。検討委員会は事案ごとに原案（「（休業・職場復帰）支援プラン」（別紙様式5））を作成し、当該職員から同プランに対しての了承を得る。
　　（1）短時間勤務
　　（2）軽作業や定型業務への従事
　　（3）残業・深夜業務の禁止
　　（4）交替勤務制限

（主治医への報告）
第10条　産業医は、「職場復帰及び就業上の配慮に関する情報提供書」（別紙様式6）により主治医に対して、当該職員の職場復帰についての対応や就業上の配慮について報告する。

（フォローアップ）
第11条　当該職員について、第9条の配慮を行っている間、定期的に、検討委員会において面談を行う。（「職場復帰支援に関する面談記録票」別紙様式7）
　2　面談においては、以下のことを行う。
　　（1）　疾患の再燃・再発、新しい問題の発生等の有無の確認
　　（2）　勤務状況及び業務遂行能力の確認
　　（3）　職場復帰支援プランの実施状況の確認
　　（4）　治療状況の確認

「○○病院　試し出勤実施要領」

(目　的)
第1条　本要領は、○○病院「私傷病による休業からの復職に関する規程」第6条に基づき制定する。

(対　象)
第2条　対象者は、同規程第2条に該当する職員とし、同規程第6条の「試し出勤申請書」を提出した職員とする。

(実施期間)
第3条　原則として1カ月以内とする。

(実施前評価・判定)
第4条　試し出勤の実施の可否は、同規程による復職検討委員会（以下、検討委員会）が同規程第6条に基づく、復職可否の判断に有益であると認める場合とする。

(試し出勤プランの作成)
第5条　検討委員会は、当該職員の意向を確認するとともに、他要因も考慮し総合的な見地から試し出勤プランを作成する。なお、同プランに対しては、当該職員の了承を得ることとする。

(試し出勤中のフォロー)
第6条　検討委員会は、試し出勤中に適時当該職員と面談をし、実施内容や体調等の把握に努める。状況によっては、中途でプランを変更することもできる。

(職場啓発)

第7条　検討委員会は、試し出勤実施前に実施部署の職員に対し、試し出勤の意義を周知し、当該職員の負担が無いよう配慮する。

（処　遇）
第8条　試し出勤は、休業中に実施するものであり、給与の支給はしない。

（労働・通勤災害）
第9条　試し出勤中に発生した労働災害又は通勤災害は、労働者災害補償保険法の適用とはならない。

第5章 医療機関が遵守すべき「安全配慮義務」

別紙様式1

年　　月　　日

　　　　　先生　御机下

　　　　　　　　　　　　　　　　　　　　　○○病院
　　　　　　　　　　　　　　　　　　　　　産業医　　　　　　　印

職場復帰支援に関する情報提供依頼書

　当院職員の職場復帰支援に際し、情報提供依頼事項について任意書式の文書により情報提供及びご意見をいただければと存じます。
　なお、いただいた情報は、本人の職場復帰を支援する目的のみに使用され、プライバシーには十分配慮しながら産業医が責任を持って管理いたします。
　今後とも当院の健康管理活動へのご協力をよろしくお願い申し上げます。

　　　　　　　　　　　　　　　　　記

1　該当者
　　職員番号：
　　氏　　名：　　　　　　　　（男・女）
　　生年月日：　　　年　　月　　日

2　情報提供依頼事項
（1）発症から初診までの経過
（2）治療経過
（3）現在の状態（業務に影響を与える症状及び薬の副作用の可能性なども含めて）
（4）就業上の配慮に関するご意見（疾患の再燃・再発防止のために必要な注意事項など）
（5）その他

（本人記入欄）
　　私は本情報提供依頼書に関する説明を受け、情報提供文書の作成並びに産業医への提出について同意いたします。
　　　　年　　月　　日　　　　　氏名　　　　　　　　　　　　印

5.5 復職規程の例（サンプル）

別紙様式2

　　　　　　　　　　　　　　　　　　　　　　　　　年　　月　　日

○○病院
　院長　○○○○　様

　　　　　　　　　　　　　　　　　　所属_____

　　　　　　　　　　　　　　　　　　氏名_____㊞

試し出勤申請書

　私は私傷病を理由に休業しておりますが、同疾病の治療およびリハビリテーションを目的として、「○○病院　試し出勤実施要領」に基づき「試し出勤」訓練致したく、申出致します。

　　　　　　　　　　　記
　1．希望期間　　　　年　　月　　日　～　　　年　　月　　日

　2．希望部署　（　　　　　　　　　　　　　　　　　　　）

　なお、同出勤等訓練は、治療およびリハビリテーションを目的とするものであり、賃金支給、労災保険等を始めとした雇用契約に基づくものではないことを、ここに確認いたしました。

第5章 医療機関が遵守すべき「安全配慮義務」

別紙様式3

職場復帰に関する意見書

所属		職種		氏名			性別	男 ・ 女
生年月日	昭和 ・ 平成　　年　　月　　日	年齢	歳	当院採用日	年　　月　　日		勤続年数	年

直近面談日	平成　　年　　月　　日
評　価	特　記　事　項
(1) 主治医評価	
(2) 自己評価	
(3) 職場環境	・時間外勤務（禁止・制限　　H）・交替勤務（禁止・制限） ・休日勤務（禁止・制限）　　・就業時間短縮（遅刻・早退　　H） ・出張（禁止・制限）　　　　・作業転換 ・配置転換・異動 ・今後の見通し ・その他：
委員会としての最終評価	復職可　／　復職不可

上記のとおり意見いたします。

　　　　　　　　　　　　　　　　　　　　　　　　　　　年　　月　　日

　　　　　　　　　　　　　　　　　　　○○病院

　　　　　　　　　　　　　　　　　　　復職検討委員会委員長

　　　　　　　　　　　　　　　　　　　　　　　　　　　　　印

5.5 復職規程の例（サンプル）

別紙様式4

　　　　　　　　　　　　　　　　　　　　　　　　　　年　　月　　日

○○病院
　　院長　　○○○○　様

　　　　　　　　　　　　　　　　　　　　　所属＿＿＿＿＿＿＿＿
　　　　　　　　　　　　　　　　　　　　　氏名＿＿＿＿＿＿㊞

就業上の配慮申出書

　私は私傷病を理由に休業しておりましたが、この都度、業務に復帰させていただくことになりました。

　しかしながら、当分の間につきましては、従前の労務を提供することが難しいことから、就業上の配慮をお願いいたしたく、申出致します。

記

　　期　間　　　年　　月　　日　～　　　年　　月　　日

　　就業上の配慮の内容　（　　　　　　　　　　　　　　　　　　）

　なお、同出勤期間中は、傷病手当金の支給の対象とならないこと、短縮された労働時間は給与の支給がされないこと、身体・精神等の理由で勤務が難しい状況になった場合は、病院へ勤務を中断するよう申し入れることをここに確認しました。

別紙様式5

（休業・職場復帰）支援プラン

所属		職種		氏名		性別	男 ・ 女
生年月日	昭和 ・ 平成　　年　　月　　日	年齢	歳	当院採用日	年　　月　　日	勤続年数	年

【プラン内容】

　　　　　　　　　　　　　平成　　年　　月　　日
　　　　　　　　　　作成者　　復職検討委員会委員長　　　　　㊞

私は（休業・職場復帰）支援プランに関する説明を受け、十分理解したので実施することに同意いたします。

　　　　　　　　　　　　　　　　　　　　年　　月　　日

　　　　　　　　　　　　　　氏名　　　　　　　　　　　　㊞

5.5 復職規程の例（サンプル）

別紙様式6

　　　　　　　　　　　　　　　　　　　　　　　　　　　年　　月　　日
　　　　　先生　御机下
　　　　　　　　　　　　　　　　　　　　　○○病院
　　　　　　　　　　　　　　　　　　　　　産業医　　　　　　印

職場復帰及び就業上の配慮に関する情報提供書

　日頃より当院の健康管理活動にご理解ご協力をいただき感謝申し上げます。
　当院の下記職員の今回の職場復帰においては、下記のとおり就業上の配慮を図りながら支援をしていきたいと考えております。
　今後ともご指導の程どうぞよろしくお願い申し上げます。

　　　　　　　　　　　　　　　記

氏名	（生年月日　年　月　日年齢　歳）	性別 男・女
復職（予定）日		
就業上の配慮の内容	・時間外勤務（禁止・制限　H）　・交替勤務（禁止・制限） ・休日勤務（禁止・制限）　　　　・就業時間短縮（遅刻・早退　H） ・出張（禁止・制限）　　　　　　・作業転換 ・配置転換・異動 ・今後の見通し ・その他：	
連絡事項		
上記の措置期間	年　　月　　日　～　　年　　月　　日	

〈注：この情報提供書は労働者本人を通じて直接主治医へ提出すること〉

93

別紙様式7

職場復帰支援に関する面談記録票

記録作成日　　年　　月　　日　　記載者（　　　　　　　）

所属		職種		氏名		性別	男・女

生年月日	昭和・平成　　年　　月　　日	年齢	歳	当院採用日	年　　月　　日	勤続年数	年

面談日時：　　年　　月　　日　　時　　分　～　　時　　分
　出席者：管理監督者（　　　）人事労務担当者（　　　）産業医等（　　　）
　　　　　衛生管理者等（　　　）保健師等（　　　）他（　　　）

これまでの経過のまとめ	医療機関名：　　　　主治医：　　　　連絡先： 治療状況等 就業上の配慮についての意見：
主治医による意見	・本人の状況 ・職場環境等 ・その他
職場復帰支援プランの実施状況	・職場復帰日：　　　　　　年　　月　　日 ・管理監督者による就業上の配慮 ・人事労務管理上の対応事項 ・産業医意見 ・フォローアップ ・その他
次回面談予定	年　　月　　日　　時　　面談予定者：

上記のとおり面談いたしました。
　　　　　　　　　　　　　　　　　　　　　　　年　　　　月　　　　日
　　　　　　　　　　　　　　　　　　　　　　　復職検討委員会　　　　㊞

第6章

ワーク・ライフ・バランス

6.1 労働人口の減少と働き方改革

　国立社会保障・人口問題研究所が 2018 年 4 月に発表した「日本の将来推計人口」のデータでは、世界でも類を見ない高齢社会への道を歩んでいることが再認識されました。15〜64 歳の生産年齢人口は 2065 年に 2015 年比で 4 割減り、2040 年時点でも今より 2 割以上減る見通しです。2025 年に向けて生産年齢人口は毎年平均で、年間 50 万人を超えるペースで減っています。このまま人口減の基調が続けば、多くの人手を要する産業は運営が厳しくなることが予想され医療機関においても例外ではありません。政府が進める働き方改革は、50 年後に 1 億人の人口を確保するための我が国の最も重要な施策なのです。

　出生率については 2005 年の 1.26 を底に 2015 年に 1.45 まで回復していますが、我が国が目指す出生率は 1.8 であり現状ではほど遠い数字です。

　今後も、女性が働いて家計の経済力を維持することで、出生率の上昇と働き手の確保が可能になるというのが政府の考え方です。

　一方、結婚や出産をきっかけに退職する女性が減り、育児休業を取得して就業を継続する妻の割合は増えています（**図表 6-①、6-②**）。

　また、「同一労働同一賃金」を実現し、非正職員の待遇を是正することで、今まで働いていなかった女性や高齢者も仕事につきやすくなり、働き手が増えることも期待しています。

　2017 年 1 月、「介護離職ゼロ」の達成に向けて改正育児・介護休業法が施行されました。介護休業制度の充実により、介護による所定労働時間の短縮措置や、所定外労働時間の免除等の制度を活用し、介護をしながら働く労働者は今後増加すると予想されます。

　子育てと仕事、介護と仕事の両立支援により、労働時間に制約のある労働者が増加することから、テレワーク（在宅勤務）を導入する企業も増え、時間や場所にとらわれずに働くことができるようになることで、労働が時間で評価さ

6.1 労働人口の減少と働き方改革

図表6-①

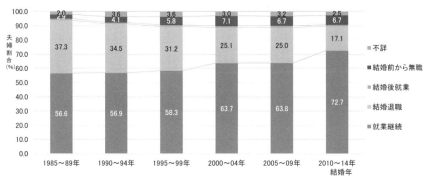

結婚退職する妻の割合は減っている

結婚年別に見た、結婚前後の妻の就業変化

出所：国立社会保障・人口問題研究所第15回出生動向基本調査

図表6-②

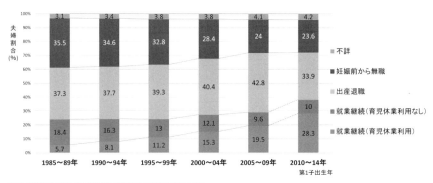

第1子出産後も就業を継続する妻の割合は増えている

第1子出生年別にみた、第1子出産前後の妻の就業変化

出所：国立社会保障・人口問題研究所第15回出生動向基本調査

97

れる時代は終わり、業務の質で評価される時代がやってきます。

　医療機関は、労働集約型産業であることから、製造業に比して労働生産性が低いといわれていますが、テレワークの導入は医療職では難しいでしょう。AIやIoTを活用した機器を導入し生産性を向上させることは可能ですが、職員自身の労働生産性を向上させる取組みをしないと医療機関は生き残れません。多くの看護職を抱えて、7対1の看護配置基準を維持しようとしている急性期病院であればなおさらです。ある急性期病院では、育児休業や育児短時間勤務制度（以下、育短制度）を活用する職員が年間で100人以上いるという。今後は、働き方改革の推進により、時間に制約のある短時間勤務者のマネジメントが経営のカギを握ることになるでしょう。

6.2 ケーススタディ

ケーススタディ④（ワーク・ライフ・バランス）

　私は、循環器病棟勤務の師長です。当院は育児休業制度が充実しているため、育短制度や夜勤免除を申請して働いている人が増えています。育短制度利用者のほとんどは日勤帯の業務に従事しております。育短制度利用者は、子供の保育園の送迎などが必要なので、始業時刻と終業時刻の設定は本人たちの都合により決定します。

　しかしながら、短時間の勤務であることから、これまで行っていた通常の看護師業務が任せられなくなっています。せっかく技術があるのに病棟の雑用を任せることが多く、責任ある仕事に就かせることができなくて、キャリアの弊害になっています。また、育短制度利用者の始業時刻と終業時刻が人によってバラバラなので誰が何時にきて、何時に帰るのか、私も他の職員も完全に把握できていません。

　育短制度利用者以外の職員に業務負荷がかかるため、病棟では不協和音が広がっています。先日も、育短制度利用者が、同僚から「早く帰れていいね」としつこく言われたようで、「同僚からハラスメントを受けて悲しくなりました。育短制度は私たちの権利なのに」と訴えてきました。なんとかなだめて、言った本人から謝罪させましたが、ハラスメント対策はどのように行えばよいのか分かりません。

　また、育短制度利用者がある病棟に偏ってしまうことがあります。育短制度利用者数が一定数以上に増加すると、看護部長は偏っている病棟から、少ない病棟へ異動させて調整していましたが、育短制度利用者の更なる増加により、調整も限界に近づいています。

夜勤専従職員の確保を急いでいますが、高い賃金を提示しないとなかなか集まりません。看護部長と相談しているのは育短制度利用者数を制限することです。現在、60名の育短制度利用者がいますが、50名を上限にしようとしています。また、正規看護職員をさらに確保するため看護部長が人事課へ相談していますが、「現在でも看護師の定数が大幅に増えていて、人件費が増加している。これ以上の増員要望は受け入れられない」と事務部長から言われたそうです。

･･･

|質問|
　○育短制度利用者に対する労務管理のあり方は適切なのでしょうか。

【解説】

　女性活躍推進の追い風を受けて育児休業取得者が増えています。出産をきっかけに退職する女性が減り、子育てをしながら働ける環境が整ってきました。各職場においては、育児休業から復帰し、育短制度を利用して就業を継続する女性にどう活躍してもらうかという課題に直面しています。キャリアの停滞を防ごうと、育児休業からの早期復職を促す企業も増えています。

　ケーススタディ④では、育短制度を利用して働いている職員の始業・終業時刻を本人の希望により設定していたため、仕事の割当てがうまくいかず、労働生産性の低い働き方をさせています。この病院の育短制度利用者に対する労務管理のあり方は適切ではありません。本人はキャリアアップもできず、他のスタッフとの関係も悪化していて、このままでは、何人雇用しても人手不足の状態は解消できないでしょう。また、子育て中の職員はマミートラックからいつまでも抜け出すことは出来ません。

　「過剰な配慮の見直し」が必要になります。遠慮しすぎず、適量の仕事を割り振り、復帰した職員に業務貢献してもらえるようマネジメントすることが今

後の課題となります。

次にご紹介する「資生堂ショック」は、ケーススタディ④のような状態に陥った株式会社　資生堂が取り組んだ「働き方改革」です。2014年に育短制度を利用している美容部員にキャリアを意識させることにより、「働き方改革」に成功した先進事例です。

＊　　　＊　　　＊　　　＊

■「株式会社資生堂の働き方改革」

当初は、女性に優しいイメージのある同社が行った働き方改革が、「資生堂ショック」として間違ったニュアンスで伝えられ、商品の不買運動などにもつながったと言われています。

同社は、日本を代表する女性活躍推進企業であり、1990年には育児休業制度を、1991年には子が3歳になるまで取得できる育短制度を導入し、国に先駆けて両立支援制度を充実させてきました。なかでも、全職員の40％を占め、いわゆる「資生堂の顔」とも呼ばれている美容部員「ビューティーコンサルタント（以下、BC）」の働き方改革に取り組み、大きな成果を上げています。

「資生堂ショック」は特定の1社に起きた出来事ではなく、女性職員の割合の高い、多くの医療機関も直面する大きな課題です。

同社が働き方改革を導入したBCは全国の社員約24,000人のうちの約10,000人を占めています。デパートや化粧品の専門店などに派遣され、平日夜や土曜日・日曜日の勤務もあります。開店直後から働く早番、夕方・夜間に働く遅番、休日勤務など複数の勤務パターンがあり、社員間で勤務シフトを組んで働いています。

働き方改革を行うきっかけになったのは、育短制度を使うBCが増えるにしたがって職場の不公平感が高まり、労働生産性が低下して会社の経営にも支障をきたしたことです。

育短制度利用者が少ないうちは、大規模な職場に制度利用者を配属するなど、BC間で負担が偏らないように調整していました。しかし、利用者が増え

てくると、勤務シフトが組みづらくなり、制度利用者を早番に優先していれる結果、独身女性などほかのBCに遅番や休日勤務が集中する傾向が強まったようです。

また、実際に制度を利用するBCのなかには、制度を利用することがあたかも「権利」のように振る舞う社員もいて、職場のモラルも低下しました。

育短制度を使うことによりBC自身のキャリアが思うように実現せず、仕事の質が高まらなかったという課題もありました。BCに求められる技術は、接客した顧客の人数に比例します。早番と遅番では担当する顧客層や業務も異なり、早番のみでは仕事体験が欠落し、キャリアアップができないことが問題でした。

キャリアを阻害する大きな要因は3つありました。1つ目は、上司と部下とのコミュニケーション不足です。育短制度の申請があると、ほとんどの管理職は、本人の意向を確認することなく早番シフトに入れていたことです。

2つ目は、管理職が、育児・介護休業法などについての理解に乏しく、マタニティハラスメント（以下、マタハラ）を避けようと過剰反応していたことです。

同社の就業規則には、「育短制度取得中の始業、終業時刻は社員の事情に配慮しながら会社が決定」と明記されており、子育て中の女性の事情や希望は聞くが、必ず早番に入れるとも休日勤務を免除するとも書いていません。早番固定は会社側の配慮に基づく対応で、働く側が持つ権利ではないのですが、制度と会社側の配慮がゴチャゴチャになり、制度利用者の権利意識が強くなってしまったのです（**図表6-③**）。

3つ目の要因は、育短制度を利用するBCを理解のない管理職が、「使いにくい社員」と烙印を押し、責任ある仕事から遠ざけていたことです。制度を利用するBCは仕事の軽減と引き換えに昇進・昇格のチャンスを逃してしまい、モチベーションも低下しました。

医療機関においては、女性の割合が圧倒的に高い看護職に同様の問題があります。出産前までは病棟のリーダー的な立場にいた看護師が、復帰後に育短制

図表6-③

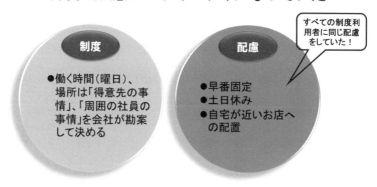

度を利用することによりこれまでとは異なるルーティン的な業務を任せざるを得なかったり、新たな仕事をつくらなければならなかったりすることもあるのではないでしょうか。さらに、夜勤が免除されることで夜勤業務の経験が何年間も欠落したり、新しい看護技術についていけなかったりすることもあるのではないでしょうか。また、育短制度の利用中に、第二子を妊娠し出産することもあるでしょう。そのような場合は、長期にわたりキャリアが中断してしまうことになります。長期間のマミートラックは、キャリアの阻害要因なのです。

資生堂のケースのように、「制度」と「配慮」がゴチャゴチャになってしまうのは、すべての制度利用者に一律の配慮をしてしまったことが原因となっています。そこで必要となるのは、一律配慮からオーダーメイドの配慮への転換です。例えば、家庭環境にも左右されるものの、一般的に保育園に入園したばかりの1歳児を持つ母親と3歳児を育てている母親の負担は大きく異なり、全く同様の配慮は必要なく、その人の状況に合わせて業務時間や内容を決めていくことが必要です（**図表6-④**）。

また、ケーススタディ④のように育短制度利用者に人数制限を設けることは、育児休業取得の抑止力として働くことになり、法の趣旨に反します。

図表6-④

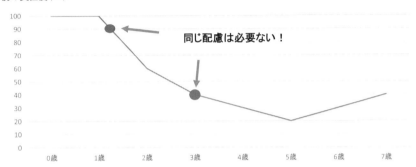

出所:資生堂インパクト（日本経済新聞出版社）より一部引用・改変

　しかしながら、看護師が、夜勤業務前提で入職していれば、育短制度利用者であっても夜勤業務をお願いすることは問題ありません。実際、ある病院では、育短制度利用者に、夜勤をできる限りお願いしています。
　「育短制度利用者はすべて夜勤をさせない」という一律の配慮から頭を切り替えることによって、夜勤ができる職員を増やすことに成功している例といえます。
　資生堂の働き方改革の最も大きなポイントは、「女性が育児をしながら仕事を継続する（両立支援）」から、「男女共に子育て・介護などをしながらしっかりキャリアアップする」ステージへの転換を図ったことです（**図表6-⑤**）。
　働き方改革を実行するために、まず、管理職の意識改革を行い、「育児もキャリア」であり、「子育て＝仕事のブランク」ではないこと、仕事と子育てを支障なくこなすにはタイムマネジメントやリスクマネジメントが欠かせないこと、育児期だから磨かれる能力があることを上司に認識させました。
　次に会社の方針をDVDで一斉上映し、仕事と子育ての両立支援の目的は、

図表6-⑤

資生堂の考える「女性活躍の3ステージ」

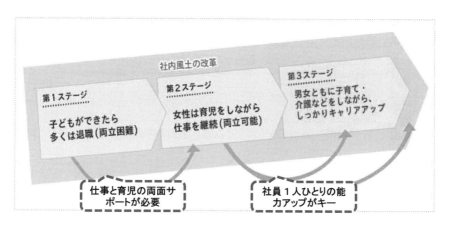

出所：資生堂HP

「人材の完全活用」、「優秀な人材の獲得」、「ダイバーシティの実現」であり、「働き続けられる会社」から「働きがいを追求する会社」への進化であることを確認しました。「育児時間＝早番」ではなく、育短制度取得者の働く「時間」、「曜日」、「場所」は当事者の子育て状況や取引先・職場の事情に応じて会社が決めるものであり、2014年4月以降は遅番や休日勤務にも入ってもらうという会社の方針を明らかにしました（**図表6-⑥**）。

その後、管理職による個別面談で子育て中のBCがどんな環境で子どもを育てていて、仕事上どんな悩みを持っているのか話を聞きました。面談では、中長期ビジョンを一緒に考えた上で業務配分・シフト体制の検討を行うこと、育短制度取得者であっても成果をあげた人は正当に評価し任用対象として育成することを周知しました。会社の成長に寄与する人材であると期待を込めてマネジメントに努めることに重点を置き、個別事情に応じた配慮を行うものの、遅番にも休日勤務にも入らない「ゼロ回答」は基本的に認めないことを徹底させ

第6章 ワーク・ライフ・バランス

図表6-⑥

子育て中の働き方のステップ

1. 早番に入り、遅番・休日勤務は免除（２０１４働き方改革以前）
2. 特別な事情がない限り遅番・休日勤務にも入る（働き方改革以降）
3. 早番・遅番・休日勤務の回数はフルタイム勤務者と同じ
4. 育児時間を使わずにフルタイム勤務者と同等の勤務

出所：資生堂インパクト（日本経済新聞出版社）より一部引用

ました。

また、遅番に入ることは、夫や家族の協力も必要とすることから、調整をしやすくするために勤務シフトを2カ月前に組むことにしています。

こうした取組みの結果、同社では、2014年度以降育児休業者が減り、反対に育短制度の利用者が増加しました。育児休業から早く復帰してキャリアアップに励むBCが増えたことをデータが証明しています（**図表6-⑦**）。

社内アンケートでは、上司からは「部下の子どもの性別も年齢も知らなかったが、子育て状況が分かったことで互いの距離が縮まった」という回答が多く、逆にBCからは、「会社に貢献できない後ろめたさを感じていたが、会社の期待を聞くことができて、頑張れる気持ちになった」という回答が多かったようです。同社の働き方改革は成功したと言えます。

一億総活躍社会に向けた「働き方改革」を推進するためには、短時間でも働ける労働者を増やし、なおかつ、労働生産性を向上させるという難しい課題を克服しなければなりません。多くの職員を抱える医療機関の労務管理は、ますます複雑で厳しくなるでしょう。部下のマネジメントに病院一丸となって取り組むときがやってきたように思います。また、育児休業や育短制度はそれを使

図表6-⑦

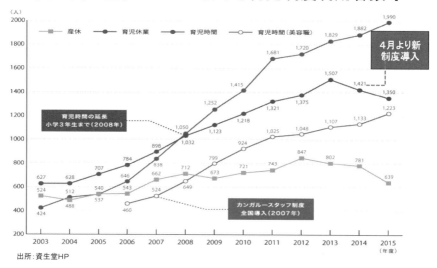

わないと仕事が続けられない人のための制度であって、せっかくあるのだから限度いっぱい使ってやろうという種類のものではありません。

　職員自身も病院に「ぶら下がる」のではなく自分の将来のキャリアビジョンを描き、自分自身の目標に向かっていくべきであると考えます。

6.3　急性期病院の働き方改革の事例

　次に、働き方改革に取り組んだＮ病院看護部の事例をご紹介します。
　育短制度利用者や利用予定者が同院で働き続けるための自らのキャリアを考え、現場と利用者がともに満足できる勤務体制を整えることを目標に働き方改革に取り組んだ事例です。
　Ｎ病院は、800床の急性期病院で2009年に「7対1」の看護配置を行い、900人を超える多くの看護師を確保しています。2015年10月現在では、60人の看護師が育短制度を利用していて、そのうち夜勤を行っている職員は5名のみで、夜勤者の確保を行うために更なる増員が必要となっていました。また、育児休業取得後に育短制度を利用して職場復帰することが一般的になっていました。短時間勤務のため通常の日勤業務を任せることができず、ルーティン的な業務を任せざるを得なかったりするなど長期にわたるキャリアの中断に看護管理者は頭を悩ませていました。
　Ｎ病院では、従前より育短制度利用者やパートタイマーについての始業・終業時刻は、本人の希望を聞きながらも、少しでも長い時間働いてほしいという病院側の要望もあり、それらを個別に調整していた結果、それぞれがバラバラの始業・終業時刻になり非効率的な働き方となっていました。
　始業・終業時刻が異なるために、「出勤時間の把握ができない」・「業務の分担が上手くいかない」・「帰るときにねぎらいの言葉さえもかけられない」など、病棟のスタッフが育短制度利用者の始業・終業時刻を把握できないためにチームとしてまとまらないという問題がありました。
　現場の職員からは、育短制度利用者は「仕事を残す」・「知らないうちに帰る」・「来るのが遅い」などの不満、逆に育短制度利用者からは、「誰も助けてくれない」・「時間外になっちゃう」など、当然の権利なのに誰も理解してくれないという不満がそれぞれ増えてしまいました。

図表6-⑧

職員へ「働かせ方の方針」の発信

方針表明
急増する育短制度利用者と病院側が、共存するための効率的な働き方を提示

管理者	制度利用(予定)者
現場の問題解決のため	育休復帰後のキャリアアップのため

※説明会 ➡ 2015年11月から4回実施　　移行期間 ➡ 2016年4月から2017年3月まで

　これらの問題を解決するためにN病院では、看護部長の強力なリーダーシップのもと2016年4月より働き方改革に取り組みました。

　資生堂の働き方改革は、①職員へ「働かせ方の方針」を発信する、②職員の子育て環境を理解しキャリアアップを促進する、③個別の配慮を行うが、事業主が働き方を決定する、という3つのステップにより進められましたがN病院においても同様のプロセスで進められました。

　N病院がまず行ったことも、職員への「働かせ方の方針」の発信でした（**図表6-⑧**）。

　育短制度利用者や制度利用予定者に対して病院を取り巻く環境や病院の現状を説明し、増加する制度利用者と病院側が共存するための効率的な働き方を提示して理解を求めました。管理者である師長に対しては現場の問題解決、制度利用者等に対しては職場復帰へのキャリアアップの促進が目的です。育短制度利用者等に対する説明会を2015年11月から4回実施しました。また、病院側の求める働き方へ移行するためには育短制度利用者が環境を整える期間が必要

第6章 ワーク・ライフ・バランス

図表6-⑨

少し工夫すれば可能な働き方を選択する

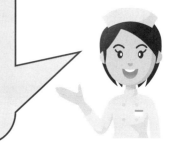

このメニューから選んでください！

①日勤のみ毎日
9:00から16:00は必須です
退院支援室や他の病棟へ配属されることもあります

②日勤と夜勤
夜勤をされる方は、病棟替えは行いません

③日勤3日のみ
月水金コース又は火木土コースです
他の利用者との組合せが必要となります

であることから、移行期間を2016年4月から2017年3月までの1年間としました。

　病院側が求める働き方は、従前のように、始業・終業時刻を育短制度利用者の都合の良い時間帯に合わせながら個別に調整するのではなく、現場のニーズに合った効率的な運営が可能な時間帯に勤務してもらうよう育短制度利用者に工夫をしてもらうことです。日勤なら9:00〜16:00です。この時間帯であれば通常の日勤業務や入退院支援業務、看護学生の教育担当を任せることが可能で、子供の保育園への送迎等も工夫すれば支障がありません。

　資生堂の働き方改革では、育短制度利用者それぞれの子育て環境を把握して、「個別のオーダーメイドの配慮」を行っていましたが、N病院では病院側からいくつかの勤務メニューを育短制度利用者に具体的に提示しています（**図表6-⑨**）。

　夜勤が可能なシフト勤務の育短制度利用者についても、病棟の運営面から効率的で、育短制度利用者各々の子育て環境にも配慮した複数の勤務メニューを

提示して、そのなかから本人の意向に合う勤務を選んでもらっています。

資生堂の働き方改革では、育短制度利用者を遅番シフトに入ってもらうために、本人の勤務シフトを2カ月前に組んで、夫や家族の協力を促していましたが、N病院では夜勤を希望する制度利用者に、翌月の夫や家族等の協力者の勤務シフト表などを見せてもらって、夜間、協力者が子の養育が可能な日に優先的に夜勤を設定するなどの配慮も行っています。

また、N病院では育短制度利用者が夜勤を行う場合は、勤務経験のない他の病棟での勤務は難しいため、病棟替えを行わないなどの配慮も行っています。

そうしたところ、夜勤を希望する育短制度利用者が増加しました。慣れ親しんだ職場では、周りからのサポートも受けやすく「お互いさま」の気持ちも生まれてくるのだと思います。

病院側にとっては、全体の採用人数を増やさずに夜勤者を確保することができるというメリットがあり、育短制度利用者にとっても、夜勤の環境に早く慣れることで通常勤務に戻りやすいというメリットがあります。また、現場でも、夜勤者が増えることで夜勤回数の偏りを是正できるというそれぞれのメリットがあります。

N病院では、キャリア支援は早期から取り組むことが効果的であるとの考え方から、出産後も就労を継続される職員には、妊娠が判明した時から、病院側より「仕事と子育て支援マニュアル」を提供し、復帰後の「子育てと仕事を両立させる方法」について本人に考えてもらいます。子育てと仕事を両立するためには誰にサポートをお願いできるのか、どこの保育所を利用するのかなどについても具体的に検討してもらうのです。また、復帰後は通常通りの勤務が可能なのか、育短制度を利用するのか、育短制度を利用して勤務するならば夜勤は可能なのか、それとも当面は日勤のみとするかなど早い時期から「育休から復帰へのキャリアアップ」を職員に意識させ、正規勤務へ早期に復帰できるための計画を練ることが重要であると病院側は考えています（図表6-⑩）。

具体的には、妊娠26週、妊娠30週及び復職4カ月～1カ月前（復職プログラム）に管理者と面談を行います。面談時チェックシートに(1)復職時の居住

図表6-⑩

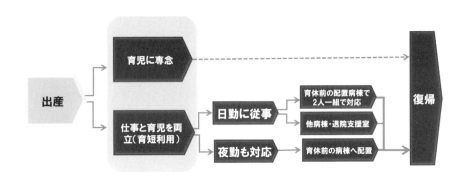

地、(2)支援者（サポート体制）、(3)保育所、(4)復職後の勤務形態、(5)フルタイム復帰及び夜勤復帰の予定日等について、事前に育短制度利用予定者が記載し、職場復帰に向けて管理者が確認しながらキャリア支援を行っています。

　このような早期からのキャリア支援と、病院側・育短制度利用者双方の協力により、育児休業から復帰までのキャリアアップが可能となり、育短制度利用者に占める夜勤者の割合も大きく向上し、現在では「育短制度利用者でも夜勤業務を行うのが普通」という組織文化に変わりつつあります。

　また、バラバラだった育短制度利用者等の始業・終業時間も勤務メニューごとに統一化されて、効率的な運営が可能となりました。

　育短制度利用者からは、「自分で時間を決めるより選択制の方が楽だ」という意見や「仕事が頼みやすくなった」という意見が多く、始業・終業時刻を統一したことで、業務の引継ぎや調整が帰宅時間に合わせて行えるようになり、双方の不満は軽減しました。

　「資生堂の働き方改革」と「N病院看護部の働き方改革」の成功要因は、「子育て支援」についての考え方を従来の「配慮」のみから、「配慮」と「キャリアアップ」をバランスよく充実させるという方向へ切り替えたことです。N病

図表6-⑪

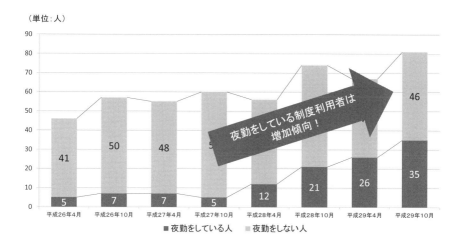

院の育短制度利用者に占める夜勤者の割合が向上していることがこれを証明しています（**図表6-⑪**）。

今後、育短制度以外に介護短時間勤務制度を利用する職員や、ダブルケアにより就業時間に制限のある職員も増えてくるでしょう。

これまでの一律的な働き方だけではなく、変則的な働き方にも対応できるようなマネジメントが必要とされます。

そのようなケースにも対応するために、「資生堂の働き方改革」、「N病院看護部の働き方改革」を参考にされてはいかがでしょうか。

第6章　ワーク・ライフ・バランス

6.4　マタニティハラスメント撲滅へ

　厚生労働省は、「子の養育又は家族介護を行い、又は行うこととなる労働者の職業生活と家庭生活との両立が図られるようにするために事業主が講ずべき措置に関する指針」に「法改正により育児休業が最長2歳まで取得できることとなるが、労働者のキャリア形成の観点からは、休業が長期間に及ぶことが労働者本人にとって望ましくない場合もあり、労使間で職場復帰のタイミングを話し合うこと等が想定される。その点を踏まえ、事業主が労働者の事情やキャリアを考慮して、育児休業等からの早期の職場復帰を促す場合は『育児休業等に関するハラスメントに該当しない』」との見解を示しました。

　ただし、育児休業取得の要件を満たす限り、職場復帰のタイミングは労働者の選択に委ねられることに留意が必要です。

　資生堂働き方改革等の影響により国の考え方も、子育て職員の両立支援は、配慮のみではなくキャリアアップを促進することも必要であるという考え方にシフトしました。特に、女性の職員の割合が高い医療機関においては、子育てをしながら働いている職員は年々増加しています。今後、労働人口が減少する我が国においては子育てをしながら仕事をしている職員は貴重な労働力となり、1億総活躍社会を支える一翼を担うことになると考えられます。

　一方、2014年の広島中央保健生活共同組合事件（マタハラ訴訟）は、「妊娠による軽易業務への転換に伴う降格は原則禁止」というショッキングな判決から社会の注目を集めました。

　本事件で、最高裁の裁判官は、「女性労働者につき、妊娠、出産、産前休業の請求、産前産後の休業又は軽易業務への転換等を理由として解雇その他不利益な取扱いをすることは、男女雇用機会均等法第9条第3項に違反するものとして違法であり、無効であるというべきである。」という判断をしています。

　男女雇用機会均等法は、2006年改正で「婚姻、妊娠、出産等を理由とする

不利益取扱い」を禁止し、育児・介護休業法は、2001年改正で「育児休業・介護休業等を理由とする不利益取扱い」を禁止しています。しかしながら、このように10年以上前に法令の改正が行われているにもかかわらずマタハラに関する法令の理解は、未だ各企業や病院においても認識されていなかったのです。

各企業や病院は、これまでの前例や古い社内の規則にとらわれ急速に変化する考え方についていけないのが現状ではないのでしょうか。マタハラの防止に関する取組みを、急ぐ必要があります。

2016年4月に、女性の活躍やワーク・ライフ・バランスの推進、働き方改革をさらに進めるため、都道府県労働局において組織の見直しがされ、以前の雇用均等室は『雇用環境・均等部（室）』に組織変更し、専門官職（雇用環境改善・均等推進指導官）を配置して、育児と仕事の両立やセクシュアルハラスメントに関する相談などに一元的に対応しマタハラに対する規制を強化しました。

また、広島中央保健生活共同組合事件の判決後、2017年1月に男女雇用機会均等法と育児・介護休業法が改正され不利益な取扱いの禁止に加えて、ハラスメント防止措置が義務付けられました。

法改正後の2017年度を対象に雇用環境・均等部（室）が行った男女雇用機会均等法、育児・介護休業法に関する是正指導件数は、「男女雇用機会均等法関係」が14,595件、「育児・介護休業法の育児関係」が16,491件となり、ともに前年度の指導件数を大幅に上回っています（**図表6-⑫、6-⑬**）。

男女雇用機会均等法違反が確認された14,595件の是正指導事項の内訳は、「妊娠・出産等に関するハラスメント」が40%（5,764件）と最も高く、次いで「セクシュアルハラスメント」の31%（4,458件）と続いています。2017年1月の法改正にともない「妊娠・出産等に関するハラスメントの防止措置」が義務化されたことにより、「妊娠・出産等に関するハラスメント」についての是正指導の割合は、2016年度に比較して顕著に高くなる結果となりました（**図表6-⑭**）。

一方、2017年度の育児・介護休業法に関する是正指導のうち、育児関係で

第6章 ワーク・ライフ・バランス

図表6-⑫

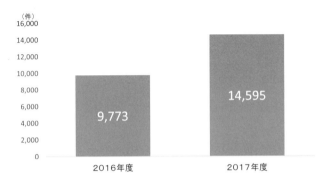

出所：厚生労働省HP「平成29年度 都道府県労働局雇用環境・均等部（室）での 法施行状況」のデータより筆者作成

図表6-⑬

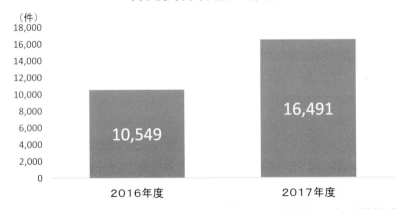

出所：厚生労働省HP「平成29年度 都道府県労働局雇用環境・均等部（室）での 法施行状況」のデータより筆者作成

図表 6-⑭

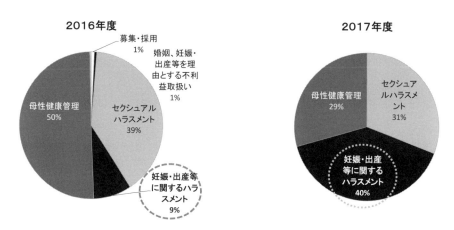

出所：厚生労働省HP「平成29年度 都道府県労働局雇用環境・均等部（室）での 法施行状況」のデータより筆者作成

16,491件の指導を行っていますが、その内訳は、「休業等に関するハラスメントの防止措置」が35%（5,741件）、「育児休業」が22%（3,654件）と続いています（図表6-⑮）。

2017年1月の法改正にともない、「育児・介護休業等に関するハラスメントの防止措置」が義務化されたことにより、「休業等に関するハラスメントの防止措置」についての是正指導の割合は2016年度と比較し顕著に高くなる結果となりました。

男女雇用機会均等法が禁止している「婚姻、妊娠、出産等を理由とする不利益取扱いとなる行為やハラスメント」については、「労働者に対する性別を理由とする差別の禁止等に関する規定に定める事項に関し、事業主が適切に対処するための指針」（以下、性差別指針）、「事業主が職場における妊娠、出産等に関する言動に起因する問題に関して雇用管理上講ずべき措置についての指針」

第6章　ワーク・ライフ・バランス

図表6-⑮

育児・介護休業法（育児休業制度）に関する是正指導の内容別割合の推移

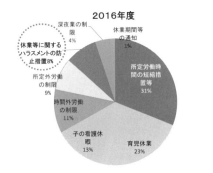
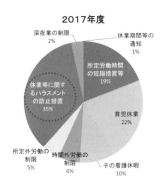

出所：厚生労働省HP「平成29年度 都道府県労働局雇用環境・均等部（室）での 法施行状況」のデータより筆者作成

（以下、マタハラ指針）に、また育児・介護休業法が禁止している「育児休業・介護休業等を理由とする不利益取扱いとなる行為やハラスメント」については、「子の養育又は家族の介護を行い、又は行うこととなる労働者の職業生活と家庭生活との両立が図られるようにするために事業主が講ずべき措置に関する指針」（以下、育介指針）に詳しく記載されています。

　性差別指針やマタハラ指針、育介指針に記載されている内容は、過去の判例から導かれているため、ハラスメントについて理解するためには過去のマタハラ事件の判例の重要ポイントについて理解することが必要です。

6.5 「マタニティハラスメント」について争われた事件

(1) 広島中央保健生活協同組合事件

> ### 広島中央保健生協(C生協病院)事件
> 最一小判平26.10.23
>
> ・医療介護事業等を行う協同組合Yに雇用され、Yが運営するC生協病院の**副主任の職位**にあった理学療法士であるXが、労働基準法第65条第3項〔軽易な業務への転換請求〕に基づく**妊娠中の軽易な業務への転換**に際して、しぶしぶ**副主任を降格**させられ、**育児休業の終了後も副主任に任ぜられなかった**。
>
> ・XはYに対し、副主任を降格させた当該措置が**男女雇用機会均等法第9条第3項に違反する無効なもの**であるなどと主張して、管理職(副主任)手当の支払い及び債務不履行又は不法行為に基づく損害賠償の支払いを求めて訴えを起こした事案である。
>
> ※労基法第65条第3項
> 　妊娠中の女性が請求した場合においては、他の軽易な業務に転換させなければならない。

　判決のポイントとなるのは、男女雇用機会均等法第9条の解釈です。同条では、婚姻、妊娠、出産等を理由とする不利益取扱いを禁止しています。同条第3項において、「雇用する女性労働者が妊娠したこと、出産したこと、労働基準法第65条第1項の規定による休業を請求し、又は同項若しくは同条第2項の規定による休業をしたことその他の妊娠又は出産に関する事由であって厚生労働省令で定めるものを理由(契機)として、当該女性労働者に対して解雇その他不利益な取扱いをしてはならない。」と示されています（**図表6-⑯**）。

　「厚生労働省令で定めるもの」には、9項目が列挙されていますが、③～⑧

第6章　ワーク・ライフ・バランス

図表6-⑯

男女雇用機会均等法

（婚姻、妊娠、出産等を理由とする不利益取扱いの禁止等）
第9条　事業主は、女性労働者が婚姻し、妊娠し、又は出産したことを退職理由として予定する定めをしてはならない。
2　事業主は、女性労働者が婚姻したことを理由として、解雇してはならない。

> 3　事業主は、その雇用する女性労働者が妊娠したこと、出産したこと、労働基準法（昭和22年法律第49号）第65条第1項の規定による休業を請求し、又は同項若しくは同条第2項の規定による休業をしたことその他の妊娠又は出産に関する事由であって厚生労働省令で定めるものを理由（契機）として、当該女性労働者に対して解雇その他不利益な取扱いをしてはならない。

4　妊娠中の女性労働者及び出産後1年を経過しない女性労働者に対してなされた解雇は、無効とする。ただし、事業主が当該解雇が前項に規定する事由を理由とする解雇でないことを証明したときは、この限りでない。（不利益取扱いの禁止）
※第65条第1項及び第2項
➡産前6週間（多胎妊娠の場合は14週間）女性が請求した場合、産後は8週間、女性を就業させることはできません。

までは、男女雇用機会均等法や労働基準法による労働者（妊産婦）の権利です（図表6-⑰）。

本事件では、「軽易な業務への転換を請求し、又は軽易な業務に転換したこと。(労基法第65条第3項)」が該当しています。

また、「解雇その他不利益な取扱いの例」については、11項目が列挙（限定列挙ではない）されており、このケースでは、E)「降格させること」が該当しています（図表6-⑱）。

本事件において、最高裁の裁判官は、「均等法の規定の文言や趣旨等に鑑みると、同法第9条第3項の規定は、その目的及び基本的理念を実現するためにこれに反する事業主による措置を禁止する強行規定として設けられたものと解するのが相当であり、女性労働者につき、妊娠、出産、産前休業の請求、産前産後の休業又は軽易業務への転換等を理由として解雇その他不利益な取扱いをすることは、同項に違反するものとして違法であり、無効であるというべきである。」という判断をしました。

男女雇用機会均等法第9条第3項を「強行規定」として取り扱われているこ

図表 6-⑰

厚生労働省令で定めるもの

① 妊娠したこと。
② 出産したこと。

<労働者の権利>
③ 妊娠中及び出産後の健康管理に関する措置(母性健康管理措置)を求め、又は当該措置を受けたこと。(均等法第12条)(均等法第13条)
④ 坑内業務の就業制限若しくは危険有害業務の就業制限の規定により業務に就くことができないこと、坑内業務に従事しない旨の申出若しくは就業制限の業務に従事しない旨の申出をしたこと又はこれらの業務に従事しなかったこと。(労基法第64条の2)(労基法第64条の3)
⑤ 産前休業を請求し、若しくは産前休業をしたこと又は産後の就業制限の規定により就業できず、若しくは産後休業をしたこと。(労基法第65条)
⑥ **軽易な業務への転換を請求し、又は軽易な業務に転換したこと。(労基法第65条)**
⑦ 事業場において変形労働時間制がとられる場合において1週間又は1日について法定労働時間を超える時間について労働しないことを請求したこと、時間外若しくは休日について労働しないことを請求したこと、深夜業をしないことを請求したこと又はこれらの労働をしなかったこと。(労基法第66条)
⑧ 育児時間の請求をし、又は育児時間を取得したこと。(労基法第67条)

⑨ 妊娠又は出産に起因する症状により労務の提供ができないこと若しくはできなかったこと又は労働能率が低下したこと。

図表 6-⑱

解雇その他不利益な取扱いの例

A) 解雇すること。
B) 期間を定めて雇用される者について、契約の更新をしないこと。
C) あらかじめ契約の更新回数の上限が明示されている場合に、当該回数を引き下げること。
D) 退職又は正社員をパートタイム労働者等の非正規社員とするような労働契約内容の変更の強要を行うこと。
E) **降格させること。**
F) 就業環境を害すること。
G) 不利益な自宅待機を命ずること。
H) 減給をし、又は賞与等において不利益な算定を行うこと。
I) 昇進・昇格の人事考課において不利益な評価を行うこと。
J) 不利益な配置の変更を行うこと。
K) 派遣労働者として就業する者について、派遣先が当該派遣労働者に係る労働者派遣の役務の提供を拒むこと。

第6章　ワーク・ライフ・バランス

図表6-⑲

妊娠・出産等を理由として不利益取扱いを行うとは

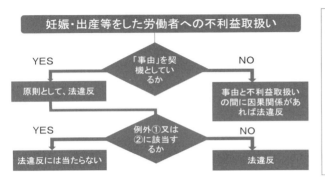

出所：厚生労働省HPより一部抜粋

とに注意が必要です。昨今の、働き方改革は少子高齢化を背景に進められています。

2016年6月2日に閣議決定された「ニッポン一億総活躍プラン」は、少子高齢化に直面した我が国経済の活性化策であり、新三本の矢の中核にある新・第二の矢「夢をつむぐ子育て支援」は、我が国の最も重要な政策に位置付けられています。

そのような背景から、最高裁では第9条第3項を「強行規定」と明言しているのです。

また、本判決において裁判官は、「一般に降格は労働者に不利な影響をもたらす処遇であるところ、同法第9条第3項の規制が設けられた趣旨及び目的に照らせば、女性労働者につき妊娠中の軽易業務への転換を契機として降格させる事業主の措置は、原則として同項の禁止する取扱いに当たるものと解されるが、以下の場合は、同項の禁止する取扱いに当たらない。」と「解雇その他不利益な取扱い」には2つの例外があることも示しています（図表6-⑲）。

1つ目は、「当該労働者が軽易業務への転換や降格措置により受ける有利な

122

6.5 「マタニティハラスメント」について争われた事件

影響並びに不利な影響の内容や程度、降格措置に係る事業主による説明の内容その他の経緯や当該労働者の意向等に照らして、当該労働者につき自由な意思に基づいて降格を承諾したものと認めるに足りる合理的な理由が客観的に存在するとき（⇒本人が同意し、一般的労働者が同意する合理的理由が客観的に存在していた場合）」です。

2つ目は、「事業主において当該労働者につき降格の措置を執ることなく軽易業務への転換をさせることに業務上の必要性から支障がある場合であって、その業務上の必要性の内容や程度、軽易業務への転換や降格措置による有利又は不利な影響の内容や程度に照らして、降格措置につき同法第9条第3項の趣旨及び目的に実質的に反しないものと認められる特段の事情が存在するとき（⇒業務上の必要性が本人が受ける不利益取扱いの影響を上回る特段の事情があった場合）」です。そのどちらかに該当する場合には、「解雇その他不利益な取扱い」に当たりません。

本件のケースに当てはめて考えてみましょう。

・「本人が同意し、一般的労働者が同意する合理的理由が客観的に存在していた」のでしょうか？

　イ）X（原告）は、降格による不利益について十分な説明を受けて降格に合意したのではない。

　ロ）軽易業務への転換により業務が軽減されたか否か明らかではない。

　ハ）病院側は軽易業務への転換期間経過後（育休復帰後）も副主任への復帰はしないという説明も行っていない。

一方、X（原告）は管理職の地位と手当等の喪失という重大な影響を受けています。

以上の理由から、「自由な意思に基づいて降格を承諾したものと認めるに足りる合理的な理由が客観的に存在しない」と判断されたのです（**図表6-⑳**）。

・「業務上の必要性が本人が受ける不利益取扱いの影響を上回る特段の事情があった」のでしょうか？

123

図表6-⑳

降格に同意する合理的な理由が存在しない

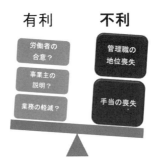

イ）降格措置をとることなく軽易業務への転換をさせることに業務上の必要性から支障があったのか否かは明らかではない。

ロ）軽易業務への転換により業務が軽減された客観的事実はない。

ハ）業務上の必要性の理由により降格させたならば、復帰後は副主任に戻すべきではないのか。

一方、X（原告）は管理職の地位と手当等の喪失という重大な影響を受けています。

以上の理由から、「業務上の必要性、業務負担の軽減の内容や程度を基礎付ける事情の有無などの点が明らかにされない限り特段の事情の存在を認めることはできない。」と判断されたのです（**図表6-㉑**）。

「広島中央保健生活協同組合事件」のように、本人の承諾を得ていても降格が違法と判断されるケースとして、降格についての同意を得る際に、降格により当該本人が受ける不利益について十分説明していなかった場合や降格が一時的なものではなく、育児休業からの復帰後も元の地位への復帰の見込みがない場合、軽易な業務への転換により職員の身体上の負担が軽減された程度がわずかであり、降格による不利益に見合うほど、負担が軽減されたといえない場合などがあります。

図表6-㉑

特段の事情の存在を認めることはできない

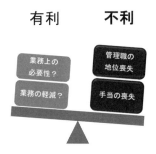

　また、男女雇用機会均等法違反の要件となっている「理由として」とは妊娠・出産等の事由と不利益取扱いとの間に「因果関係」があることを指しますが、本件のように妊娠、出産等の事由を「契機として」、不利益取扱いを行った場合は、原則として「理由として」いる（事由と不利益取扱いとの間に因果関係がある）と解され、法違反となります。原則として、妊娠・出産等の事由の終了から1年以内に不利益取扱いがなされた場合は「契機として」いると判断します。

　ただし、事由の終了から1年を超えている場合であっても、実施時期が事前に決まっている、または、ある程度定期的になされる措置（人事異動、人事考課、雇止めなど）については、事由の終了後の最初のタイミングまでの間に不利益取扱いがなされた場合は「契機として」いると判断されます。（厚生労働省HP：男女雇用機会均等法のあらましより一部抜粋）

(2) 日本航空客室乗務員（産前地上勤務）事件

　広島中央保健生活協同組合事件（最一小判平 26.10.23）の判決後に争われた、日本航空客室乗務員（産前地上勤務）事件です。この事件は係属した東京地方裁判所において、2017 年 6 月 28 日、日本航空と原告及び原告が加入する労働組合は和解しましたが事実上労働者側の要望が受け入れられ、労働者側の勝訴と言えます。

日本航空客室乗務員（産前地上勤務）事件
（2017年6月28日和解）

- 日本航空に勤務する客室乗務員Xは、妊娠後に地上勤務を申し出たが、日本航空側は「地上職のポストがない」として拒否し、強制的に無給の休職を命じた。1980年から本人が希望すれば体への負担が少ない地上勤務を選べるようになったが、2008年、業績悪化を受けて「会社が認めた場合」との条件がついた。
- Xは地上勤務の希望に反して休職させられたのは男女雇用機会均等法に違反する「マタニティーハラスメント」だとして、休職発令の無効確認や未払賃金、慰謝料の支払いを求めて訴えを起こした事案である。

　日本航空は 1981 年 2 月 27 日に「女子客室乗務員の産前休職制度並びに産前地上勤務制度に関する規程」（以下、旧規程）を制定し、「第 2 条　女子客室乗務員が妊娠を確認された場合は、本規定の定めるところに従い本人の希望に基づいて『産前休職』又は『産前地上勤務』のいずれかに就くものとする。」と定めていました。

　「産前休職」においては、①配属先はない、②月給は不支給、③臨時手当は休職期間を対象としない、④勤続年数に不算入、⑤その他、社会保険等の労働者負担分については、会社側が立て替えて、既就労分の賞与や出産手当金から清算していました。また、休職の間、社宅や寮の利用者は原則「退去」することになっていました。

6.5 「マタニティハラスメント」について争われた事件

図表6-㉒

2008年4月 規程が変更された

(旧)「第2条 女子客室乗務員が妊娠を確認された場合は、本規定の定めるところに従い、本人の希望に基づいて産前休職又は産前地上勤務のいずれかに就くものとする。」

(新)「第2条 女子客室乗務員が妊娠を確認された場合は、本規定の定めるところに従い、産前休職又は産前地上勤務のいずれかに就くものとする。ただし、産前地上勤務については、本人が希望し、会社が認める場合のみとする。」

それに対して、「産前地上勤務」とは、妊娠期間中において地上勤務に就くことをいい、始期が「妊娠確認日」、終期が「出産休暇終了日」までとされていました。産前地上勤務においては、①配属先は、「現所属基地及びその周辺にある地上勤務部門」とされ、②月給は支給、③臨時手当は支給、④勤続年数に算入されることになっていました。

「産前休職」が発令された場合は、「在職のまま他の職業に就くこと」が制約され、アルバイトを行うこともできませんでした。

旧規程においては、本人が選択すれば、必ず産前地上勤務制度に基づく産前地上勤務に就くことができるものとされ、実際にすべての希望者が産前地上勤務に就いていました。

しかしながら、2008年4月、規程が変更され、会社側は客室乗務員の産前地上勤務の申請に対して、「ポストがない」などという理由で拒否し、「産前休職」を発令するようになりました（**図表6-㉒**）。

また、規程変更前の2008年の産前地上勤務の配置数は、44人でしたが、変更後は次第に減少し、2012年3月末日以降は9人で固定化されました。

X（原告）は、2014年8月25日に妊娠を確認し、産前地上勤務を申請しましたが、会社より「産前地上勤務のポストがなかったため休職発令する」旨伝

えられたことから、2015年6月16日、会社に対して本件訴訟を提起しました。
　本件の争点は、「労働基準法第65条第3項違反があったか？」、「男女雇用機会均等法第9条第3項違反があったか？」の2点です。

「労働基準法第65条第3項違反があったか？」
　労働基準法第65条第3項は、「使用者は、妊娠中の女性が請求した場合においては、他の軽易な業務に転換させなければならない。」と定めています。
　妊娠中の女性を休職させることだけで健康を配慮するのではなく、その請求により職業生活を継続しつつ業務に従事することを保証した制度です。
　「産前地上勤務については、本人が希望し、会社が認める場合のみ」という条件を付けることは、そもそも同法第65条第3項に違反した規程です。
　違反した部分は無効となりますので、「産前休職又は産前地上勤務のいずれかに就く」との文言は、「本人の希望に基づいて産前休職又は産前地上勤務のいずれかに就く」という趣旨として解釈されることになります。
　一方、同法第65条第3項に関する解釈通達においては、「原則として妊娠中の女性が請求した業務に転換させる趣旨であるが、新たに軽易な業務を創設して与える義務まで課したものではない。」（昭和61.3.20基発151号、婦初69号）と示されています。
　しかしながら、日本航空では過去から、客室乗務員の従事する業務を必ずしも乗務に限定して取り扱ってきませんでした。会社の都合で客室乗務員の同意なく地上勤務に就かせていました。客室乗務員として採用しても、客室乗務員以外の業務にも就かせていた事実があれば、地上勤務は、「新たに軽易な業務を創設」には該当せず、同法第65条第3項違反となります。

「男女雇用機会均等法第9条等第3項違反があったか？」
　X（原告）は地上勤務を希望したのち、わずか10日間で産前休職の措置を命ぜられました。このことからも、原告が産前地上勤務を希望したことと産前休職の措置が関連しているのは明らかであり、「理由（契機）」としている

6.5 「マタニティハラスメント」について争われた事件

図表6-㉓

厚生労働省令で定めるもの

① 妊娠したこと。
② 出産したこと。
③ 妊娠中及び出産後の健康管理に関する措置(母性健康管理措置)を求め、又は当該措置を受けたこと。(均等法第12条)(均等法第13条)
④ 坑内業務の就業制限若しくは危険有害業務の就業制限の規定により業務に就くことができないこと、坑内業務に従事しない旨の申出若しくは就業制限の業務に従事しない旨の申出をしたこと又はこれらの業務に従事しなかったこと。(労基法第64条の2)(労基法第64条の3)
⑤ 産前休業を請求し、若しくは産前休業をしたこと又は産後の就業制限の規定により就業できず、若しくは産後休業をしたこと。(労基法第65条)
⑥ **軽易な業務への転換を請求し**、又は軽易な業務に転換したこと。(労基法第65条)
⑦ 事業場において変形労働時間制がとられる場合において1週間又は1日について法定労働時間を超える時間について労働しないことを請求したこと、時間外若しくは休日について労働しないことを請求したこと、深夜業をしないことを請求したこと又はこれらの労働をしなかったこと。(労基法第66条)
⑧ 育児時間の請求をし、又は育児時間を取得したこと。(労基法第67条)
⑨ 妊娠又は出産に起因する症状により労務の提供ができないこと若しくはできなかったこと又は労働能率が低下したこと。

という要件を満たしています。

また、産前地上勤務を希望したことは厚生労働省令で定めるもの「⑥軽易な業務の転換を請求したこと」に、産前休職を命ずることは解雇その他不利益な取扱いの例「G)不利益な自宅待機を命ずること」に該当します(**図表6-㉓、6-㉔**)。

同法9条第3項により、「妊娠又は出産に関する事由であって厚生労働省令で定めるものを理由(契機)として、当該女性労働者に対して解雇その他不利益な取扱いをすること」は原則、禁止されています。

広島中央保健生活協同組合事件の判決(最高裁一小平26.10.23)では、「本人が同意し、一般的労働者が同意する合理的理由が客観的に存在していた場合」、「業務上の必要性が本人が受ける不利益取扱いの影響を上回る特段の事情があった場合」のどちらかに該当すれば、「解雇その他不利益な取扱い」には

第6章　ワーク・ライフ・バランス

図表6-㉔

解雇その他不利益な取扱いの例

- A）解雇すること。
- B）期間を定めて雇用される者について、契約の更新をしないこと。
- C）あらかじめ契約の更新回数の上限が明示されている場合に、当該回数を引き下げること。
- D）退職又は正社員をパートタイム労働者等の非正規社員とするような労働契約内容の変更の強要を行うこと。
- E）降格させること。
- F）就業環境を害すること。
- **G）不利益な自宅待機を命ずること。**
- H）減給をし、又は賞与等において不利益な算定を行うこと。
- I）昇進・昇格の人事考課において不利益な評価を行うこと。
- J）不利益な配置の変更を行うこと。
- K）派遣労働者として就業する者について、派遣先が当該派遣労働者に係る労働者派遣の役務の提供を拒むこと。

当たらないとの例外が示されました。

2つの例外項目を本事件に当てはめて考えてみると、まず、自由な意思に基づいて「産前休職を承諾した」という事実がないのは明らかです。

次に、業務上の必要性が本人が受ける不利益取扱いの影響を上回る特段の事情があったのでしょうか。

日本航空の事業規模、経営状態、産前地上勤務の配置可能性等からすれば、軽易業務（地上勤務）に転換させることが業務上の必要性から支障があるとは認められません。一方、産前休職はノーワークノーペイを超える不利益を与えるものであったことから、産前休職による不利益は甚大で、特段の事情がある場合とは認められるような事案ではなかったのです（**図表6-㉕**）。

その結果、事実上Ｘ（原告）の訴えが認められたかたちで和解が成立しました。

6.5 「マタニティハラスメント」について争われた事件

図表6-㉕

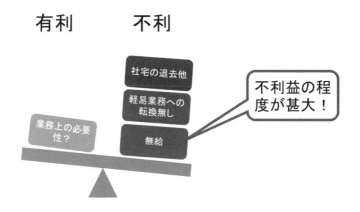

【和解内容】
・産前地上勤務を申請した女子客室乗務員の全員について、原則として産前地上勤務に就ける運用を行うこと。
・会社の事業規模、人員数、産前地上勤務の希望者に著しい変化がない限り、希望する勤務形態に即した産前地上勤務（短時間勤務制度等）に就ける運用を行うこと。
・やむを得ない理由により、それらの対応ができない場合は、申請者へその事情について説明を行うこと。
・会社側の説明に申請者が納得しない場合は、団体交渉の協議事項とすること。
・産前地上勤務の配置先及び配置人数の実績と予定人数を組合へ開示すること。

日本航空客室乗務員（産前地上勤務）事件においては、「特段の事情」の存在は認められませんでしたが、2008年に起きたリーマンショックの時のよう

第6章　ワーク・ライフ・バランス

に、経営悪化に伴い解雇を行わざるを得ない状態であれば、「特段の事情」の存在は認められた可能性があると思います。

このように、広島中央保健生活協同組合事件の判決（最一小判平26.10.23）が、マタハラ訴訟のリーディングケースとなり、「妊娠・出産等を理由とした不利益取扱い」は原則違法であるとされました。2種類の例外があることも示されましたが、例外の適用は事業主側による実証が難しく、相当程度ハードルが高いと思われます。

また、同判決において「均等法第9条第3項の規定は、その目的及び基本的理念を実現するためにこれに反する事業主による措置を禁止する"強行規定"である。」と明言されました。"強行規定"は重要なキーワードとして同規定に違反する措置は司法上も違法・無効となります。

2016年4月に制定された「女性活躍推進法」（女性の職業生活における活躍の推進に関する法律）の、第1条には、「自らの意思によって職業生活を営み、又は営もうとする女性がその個性と能力を十分に発揮して職業生活において活躍することが一層重要」と示されています。

広島中央保健生活協同組合事件と日本航空客室乗務員（産前地上勤務）事件は、ともに妊産婦に対する両立支援に向けた環境整備が進んでいなかったことが原因でした。「女性活躍推進」を実現するためには、女性職員の意識改革（キャリアアップ促進）と企業側（病院側）の両立支援に向けた環境整備の両方が重要です。

逆に、「**6.2 ケーススタディ**」で取り上げた「株式会社資生堂の働き方改革」の事例では、働き方改革以前は、両立支援環境は整っていましたが、女性職員の意識改革が進んでいませんでした。

特に女性の職員が多い医療機関では、両立支援環境の整備と女性職員の意識改革をバランスよく行うことが経営上、重要なポイントとなります。

⇒婚姻・妊娠・出産等を理由とする不利益取扱いの禁止（男女雇用機会均等法第9条）の詳細については、巻末資料をご参照ください。

6.6　育児・介護休業法に関する不利益取扱い

　広島中央保健生活協同組合事件と日本航空客室乗務員（産前地上勤務）事件は、男女雇用機会均等法第9条第3項の「解雇その他不利益な取扱い」をめぐっての争いでした。

　続いて育児・介護休業法に関する不利益取扱いについて解説します。男女雇用機会均等法では第9条第3項で不利益取扱いについて禁止していましたが、育児・介護休業法においても同様の考え方で第10条により、「事業主は、労働者が育児休業の申出をし、又は育児休業をしたことを理由として、当該労働者に対して解雇その他不利益な取扱いをしてはならない。」と不利益取扱いを禁止しています（**図表6-㉖**）。

　また、介護休業、子の看護休暇、介護休暇、所定外労働の制限、時間外労働の制限、深夜業の制限、所定労働時間の短縮等の措置について申出をし、又は制限を利用したことを理由とする解雇その他不利益な取扱いについても同様に禁止しています。

　解雇その他不利益取扱いとなる行為として、11項目列挙されていますが限定列挙ではありません（**図表6-㉗**）。

図表6-㉖

育児休業の申出・取得等を理由とする不利益な取扱い

〈育児・介護休業法第10条〉

- 事業主は、労働者が**育児休業の申出をし、又は育児休業をしたことを理由として、**当該労働者に対して解雇その他不利益な取扱いをしてはならない。

※育児休業の他、介護休業、子の看護休暇、介護休暇、所定外労働の制限、時間外労働の制限、深夜業の制限、所定労働時間の短縮等の措置について申出をし、又は制限を利用したことを理由とする解雇その他不利益な取扱いについても禁止(育児・介護休業法第16条、第16条の4、第16条の7、第16条の10、第18条の2、第20条の2、第23条の2)

図表6-㉗

解雇その他不利益な取扱いの例

① 解雇すること。
② 期間を定めて雇用される者について、契約の更新をしないこと。
③ あらかじめ契約の更新回数の上限が明示されている場合に、当該回数を引き下げること。
④ 退職又はいわゆる正規雇用労働者をパートタイム労働者等のいわゆる非正規雇用労働者とするような労働契約内容の変更の強要を行うこと。
⑤ 自宅待機を命ずること。
⑥ 労働者が希望する期間を超えて、その意に反して所定外労働の制限、時間外労働の制限、深夜業の制限又は所定労働時間の短縮措置等を適用すること。
⑦ 降格させること。
⑧ 減給をし、又は賞与等において不利益な算定を行うこと。
⑨ 昇進・昇格の人事考課において不利益な評価を行うこと。
⑩ 不利益な配置の変更を行うこと。
⑪ 就業環境を害すること。

6.7 産後休業等取得者等の賞与減額について争われた事件

東朋学園事件

（本事件は、不利益取扱いの禁止規定が定められる前に争われた事件です。）

> **学校法人Y学園事件**
> 最一小判平15.12.4
>
> - 学校法人Yに期間の定めなく事務職として採用されたXは、出産し、8週間の産後休業を取得した。その後、Xは育児休職規程に基づいて勤務時間の短縮を請求し、1日につき1時間15分の勤務時間短縮措置を受けた。給与規程には賞与の支給の規定があり、賞与は支給対象期間の出勤率が90％以上の者に支給することとされ（90％条項）、産前産後休暇と勤務時間の短縮を受けた分は欠勤日数に加算される。8週間の産後休暇を取得したXは出勤率90％以上に該当せず、Xに対して賞与は支給されなかった。
> - Xは、産後休業や勤務時間短縮措置による短縮時間を欠勤に算入することは、労働基準法と育児・介護休業法の趣旨に反し違法であるとして、賞与の支払いを求めて訴えを起こした事案である。

最高裁では、「本件90％条項は賞与算定に当たり、単に労務が提供されなかった産前産後休業期間及び勤務時間短縮措置による短縮時間分に対応する賞与の減額を行うというにとどまるものではなく、産前産後休業期間等を欠勤日数に含めて算定した出勤率が90％未満の場合には、一切賞与が支給されないという不利益を被らせるものである。90％条項の制度の下では、勤務を継続しながら出産し、又は育児のための勤務時間短縮措置を請求することを差し控えようとする機運を生じさせるものと考えられ、上記権利等（産前産後休業等）の行使を抑制し、労働基準法等が上記権利等を保障した趣旨を実質的に失わせる

ものであるから、そのような取扱いについては公序に反し無効であるというべきである。」という判断がなされました。

判決のポイント

賞与の支給に関して、単に労務が提供されなかった産前産後休業期間や勤務時間短縮措置による短縮時間分に対する減額を超えて大きな経済的不利益を生じさせるような取扱いは、産前産後休業を取得する権利等の行使に対し事実上強い抑止力を与えるものであり、行うことはできません。

ただし、産前産後休業や育児短時間勤務により労務を提供しなかった期間または時間について、賞与の減額を行うことは問題ありません。

6.8 育児休業者等の職能給不昇給について争われた事件

(1) 医療法人稲門会（いわくら病院）事件

> **医療法人稲門会（Y病院）事件**
> 大阪高判平26.7.18
>
> ・病院、診療所、介護老人保護施設を経営する医療法人である稲門会が経営するY病院に採用されて看護師として勤務していた男性職員Xが、育児休業を取得したところ、Y病院が、Xの育児休業期間（3カ月間）の不就労を理由として、翌年度の職能給を昇給させず、また、3カ月以上の育児休業をしたものは人事評価の対象外となるとして、昇格試験の受験資格を認めず、受験の機会を与えなかった。
>
> ・Xは、Yのこの行為が、育児・介護休業法第10条に定める不利益取扱いに該当し、公序良俗に反する違法行為であるとして、Yに対し、昇給・昇格していた場合の給与及び退職金との差額に相当する損害の賠償、並びに慰謝料の支払いを求めて訴えを起こした事案である。

大阪高判では、「1年のうち4分の1にすぎない3カ月の育児休業により、他の9カ月の就労状況如何にかかわらず、職能給を昇給させないというものであり、休業期間中の不就労の限度を超えて育児休業者に不利益を課すものであるところ、育児休業を私傷病以外の他の欠勤、休暇、休業の取扱いよりも合理的理由もなく不利益に取り扱うものであって、育児休業の取得を抑制する働きをするものであるから、育児介護休業法第10条に禁止する不利益取扱いに当たり、かつ、同法が労働者に保障した育児介護休業取得の権利を抑制し、ひいては同法が労働者に保障した趣旨を実質的に失わせるものであり、解雇その他不利益取扱いに該当し違法である。」と判断されました。

判決のポイント

　「1年のうち4分の1にすぎない3カ月の不就労があったことで、他の9カ月の就労状況いかんにかかわらず、職能給を昇給させないこと」、「育児休業を欠勤、休暇、休業の取扱いよりも合理的理由もなく不利益に取り扱うこと」が、育児休業の取得を抑制する働きをするものであると判断されたのです。

⇒育児休業等を理由とする不利益取扱いの禁止（育児・介護休業法第10条）の詳細については巻末資料をご参照ください。

6.9　マタニティハラスメント防止対策

　マタニティハラスメント対策については、従来より、「労働者に対し妊娠・出産・育児休業等を理由とする不利益取扱いをしてはならない」と男女雇用機会均等法9条第3項、育児・介護休業法第10条に定められていましたが、2017年1月に「男女雇用機会均等法第11条の2、育児・介護休業法第25条」が新設・改正され、事業主が「マタニティハラスメントに適切に対応するために必要な体制の整備その他の雇用管理上必要な措置」を講じなければならないことが明示されました（**図表6-㉘**）。

　同時に、妊娠や出産、育児休業等を理由に職場で不当な扱いや嫌がらせをするハラスメントに対して、ハラスメント対策を義務化し、事業主が取るべき具体策などを盛り込んだ指針の運用を、改正男女雇用機会均等法、改正育児・介護休業法の施行に合わせて、2017年1月からスタートし、加害者（行為者）は懲戒処分の対象となることを就業規則に明記することなどを求め、事業主に厳格な対応を促しました。

　改正法により新たに防止措置が義務付けられた、「上司・同僚による就業環境を害する行為」については、事業主が行う「不利益取扱い」と区別し、「ハラスメント」と整理されています。

　事業主は、自らが不利益取扱いを行わないのはもちろんのこと、職場における妊娠・出産・育児休業等に関するハラスメントを防止するための措置を講じる必要があります。

図表6-㉘

妊娠・出産等、育児・介護休業等に関するハラスメント防止措置義務の追加

改正の趣旨

> 妊娠・出産・育児休業・介護休業をしながら継続就業しようとする男女労働者の就業環境の整備

改正内容【3．妊娠・出産・育児休業・介護休業をしながら継続就業しようとする男女労働者の就業環境の整備】

改正前	改正後（2017年1月1日以降）
事業主の義務	事業主の義務
妊娠・出産等を理由とする不利益取扱いの禁止（男女雇用機会均等法第9条第3項）	妊娠・出産等を理由とする不利益取扱いの禁止（男女雇用機会均等法第9条第3項）
	上司・同僚からの妊娠・出産等に関する言動により妊娠・出産等をした女性労働者の就業環境を害することがないよう防止措置を講ずること（男女雇用機会均等法第11条の2）
育児休業・介護休業等を理由とする不利益取扱いの禁止（育児・介護休業法第10条等）	育児休業・介護休業等を理由とする不利益取扱いの禁止（育児・介護休業法第10条等）
	上司・同僚からの育児・介護休業等に関する言動により育児・介護休業者の就業環境を害することがないよう防止措置を講ずること（育児・介護休業法第25条）

6.10 職場における妊娠、出産、育児休業等に関するハラスメントの内容

(1) 妊娠、出産等に関するハラスメント（※1）の内容

　職場（※2）における妊娠、出産等に関するハラスメントには、上司又は同僚から行われるイ「制度等の利用への嫌がらせ型」とロ「状態への嫌がらせ型」に関するハラスメントがあります。

　イ　「制度等の利用への嫌がらせ型」

　　　その雇用する女性労働者（※3）の労働基準法第65条第1項の規定による休業その他の妊娠又は出産に関する制度又は措置の利用に関する言動により就業環境が害されるもの（女性労働者が制度等の利用の請求などをしようとしたこと、制度等の利用の請求などをしたこと又は制度等の利用をしたことと、行為との間に因果関係あること）。具体的には、**図表6-㉙**「職場における妊娠、出産等に関するハラスメントの内容」のイ「制度等の利用への嫌がらせ型」の①から⑧までに掲げる制度又は措置の利用に関する言動により就業環境が害されるものを指します。

　ロ　「状態への嫌がらせ型」

　　　その雇用する女性労働者（※3）が妊娠したこと、出産したことその他の妊娠又は出産に関する言動により就業環境が害されるもの。具体的には、**図表6-㉙**「職場における妊娠、出産等に関するハラスメントの内容」のロ「状態への嫌がらせ型」の①から⑤までに掲げる妊娠又は出産に関する言動により就業環境が害されるものを指します。

(2) 育児休業等に関するハラスメント（※1）の内容

　職場（※2）における育児休業等に関するハラスメントには、上司又は同僚から行われる、その雇用する労働者（※3）に対する制度等の利用に関する言動により就業環境が害されるものがあります（労働者が制度等の利用の申出等をしようとしたこと、制度等の利用の申出等をしたこと又は制度等の利用をしたことと、行為との間に因果関係あること）。具体的には図表6-㉚「職場における育児休業等に関するハラスメントの内容」の「制度等の利用への嫌がらせ型」の①から⑩までに掲げる制度等の利用に関する言動により就業環境が害されるものを指します。

　　※1：なお、業務分担や安全配慮等の観点から、客観的にみて、業務上の必要性に基づく言動によるものについては、職場における妊娠、出産、育児休業等に関するハラスメントには該当しません。
　　※2：「職場」とは、事業主が雇用する労働者が業務を遂行する場所を指し、当該労働者が通常就業している場所以外の場所であっても、当該労働者が業務を遂行する場所については、「職場」に含まれます。
　　　　通常就業している場所以外の場所であっても、出張先、業務で使用する車中及び取引先との打ち合わせ場所等も含まれます。なお、勤務時間外の「懇親の場」等であっても、実質上職務の延長と考えられるものは職場に該当しますが、その判断に当たっては、職務との関連性、参加者、参加が強制的か任意か等を考慮して個別に行うものです。
　　※3：「労働者」とは、いわゆる正規雇用労働者のみならず、パートタイム労働者、契約社員等いわゆる非正規雇用労働者を含む事業主が雇用する労働者の全てをいいます。派遣労働者については、派遣元事業主だけではなく、労働者派遣の役務の提供を受ける者についても、その指揮命令の下に労働させる派遣労働者を雇用する事業主とみなされます。

6.10 職場における妊娠、出産、育児休業等に関するハラスメントの内容

図表6-㉙

職場における妊娠、出産等に関するハラスメントの内容
イ 「制度等の利用への嫌がらせ型」

制度等		典型的な例
①妊娠中及び出産後の健康管理に関する措置 ②坑内業務の就業制限及び危険有害業務の就業制限	・解雇その他不利益な取扱いを示唆するもの	・女性労働者が、制度等の利用の請求等（措置の求め、請求又は申出をいう。以下同じ）をしたい旨を上司に相談したこと、制度等の利用の請求等をしたこと、又は制度等の利用をしたことにより、上司が当該女性労働者に対し、解雇その他不利益な取扱いを示唆すること。 ⇒「解雇その他不利益な取扱いを示唆するもの」とは、女性労働者への直接的な言動である場合に該当すると考えられる。なお、解雇その他不利益な取扱いを示唆するものについては、上司でなければ該当しないと考えられるが、1回の言動でも該当すると考えられる。
③産前休業 ④軽易な業務への転換 ⑤変形労働時間制がとられる場合における法定労働時間を超える労働時間の制限 ⑥時間外労働及び休日労働の制限 ⑦深夜業の制限	・制度等の利用の請求等又は制度等の利用を阻害するもの	（イ）女性労働者が制度等の利用の請求等をしたい旨を上司に相談したところ、上司が当該女性労働者に対し、当該請求等をしないよう言うこと。 （ロ）女性労働者が制度等の利用の請求等をしたところ、上司が当該女性労働者に対し、当該請求等を取り下げるよう言うこと。 （ハ）女性労働者が制度等の利用の請求等をしたい旨を同僚に伝えたところ、同僚が当該女性労働者に対し、繰り返し又は継続的に当該請求等をしないよう言うこと（当該女性労働者がその意に反することを当該同僚に明示しているにもかかわらず、更に言うことを含む。）。 （ニ）女性労働者が制度等の利用の請求等をしたところ、同僚が当該女性労働者に対し、繰り返し又は継続的に当該請求等を取り下げるよう言うこと（当該女性労働者がその意に反することを当該同僚に明示しているにもかかわらず、更に言うことを含む）。 ⇒単に言動があるのみでは該当せず、客観的にみて一般的な女性労働者であれば「能力の発揮や継続就業に重大な悪影響が生じる等当該女性労働者が就業する上で看過できない程度の支障が生じるようなもの」を指すもの。
⑧育児時間	・制度等の利用をしたことにより嫌がらせ等を	・客観的にみて、言動を受けた女性労働者の能力の発揮や継続就業に重大な悪影響が生じる等当該女性労働者が就業する上で看過できない程度の支障が生じるようなものが該当する。女性労働者が制度等の利用をしたことにより、上司

143

	するもの		又は同僚が当該女性労働者に対し、繰り返し又は継続的に嫌がらせ等（嫌がらせ的な言動、業務に従事させないこと又は専ら雑務に従事させることをいう。以下同じ。）をすること（当該女性労働者がその意に反することを当該上司又は同僚に明示しているにもかかわらず、更に言うことを含む）。

ロ 「状態への嫌がらせ型」

妊娠又は出産に関する事由	典型的な例	
①妊娠したこと ②出産したこと	・解雇その他不利益な取扱いを示唆するもの	・女性労働者が妊娠等したことにより上司が当該女性労働者に対し、解雇その他不利益な取扱いを示唆すること。
③坑内業務の就業制限若しくは危険有害業務の就業制限の規定により業務に就くことができないこと又はこれらの業務に従事しなかったこと ④産後の就業制限の規定により就業できず、又は産後休業をしたこと ⑤妊娠又は出産に起因する症状により労務の提供ができないこと若しくはできなかったこと又は労働能率が低下したこと	・妊娠等したことにより嫌がらせ等をするもの	・客観的にみて、言動を受けた女性労働者の能力の発揮や継続就業に重大な悪影響が生じる等当該女性労働者が就業する上で看過できない程度の支障が生じるようなものが該当する。女性労働者が妊娠等したことにより、上司又は同僚が当該女性労働者に対し、繰り返し又は継続的に嫌がらせ等をすること（当該女性労働者がその意に反することを当該上司又は同僚に明示しているにもかかわらず、更に言うことを含む）。

6.10 職場における妊娠、出産、育児休業等に関するハラスメントの内容

図表6-㉚

職場における育児休業等に関するハラスメントの内容
「制度等の利用への嫌がらせ型」

制度等		典型的な例
①育児休業 ②介護休業 ③子の看護休暇 ④介護休暇 ⑤所定外労働の制限 ⑥時間外労働の制限 ⑦深夜業の制限 ⑧始業時刻変更等の措置 ⑨介護のための所定労働時間の短縮措置 ⑩育児のための所定労働時間の短縮措置	・解雇その他不利益な取扱いを示唆するもの	・労働者が、制度等の利用の申出等をしたい旨を上司に相談したこと、制度等の利用の申出等をしたこと又は制度等の利用をしたことにより、上司が当該労働者に対し、解雇その他不利益な取扱いを示唆すること。 ⇒「解雇その他不利益な取扱いを示唆するもの」とは、労働者への直接的な言動である場合に該当すると考えられる。なお、解雇その他不利益な取扱いを示唆するものについては、上司でなければ該当しないと考えられるが、1回の言動でも該当すると考えられる。
	・制度等の利用の申出等又は制度等の利用を阻害するもの	・客観的にみて、言動を受けた労働者の制度等の利用の申出等又は制度等の利用が阻害されるものが該当する。 （イ）労働者が制度等の利用の申出等をしたい旨を上司に相談したところ、上司が当該労働者に対し、当該申出等をしないよう言うこと。 （ロ）労働者が制度等の利用の申出等をしたところ、上司が当該労働者に対し、当該申出等を取り下げるよう言うこと。 （ハ）労働者が制度等の利用の申出等をしたい旨を同僚に伝えたところ、同僚が当該労働者に対し、繰り返し又は継続的に当該申出等をしないよう言うこと（当該労働者がその意に反することを当該同僚に明示しているにもかかわらず、更に言うことを含む）。 （ニ）労働者が制度等の利用の申出等をしたところ、同僚が当該労働者に対し、繰り返し又は継続的に当該申出等を撤回又は取下げをするよう言うこと（当該労働者がその意に反することを当該同僚に明示しているにもかかわらず、更に言うことを含む）。
	・制度等の利用をしたことにより嫌がらせ等をするもの	・客観的にみて、言動を受けた労働者の能力の発揮や継続就業に重大な悪影響が生じる等当該労働者が就業する上で看過できない程度の支障が生じるようなものが該当する。 労働者が制度等の利用をしたことにより、上司又は同僚が当該労働者に対し、繰り返し又は継続的に嫌がらせ等（嫌がらせ的な言動、業務に従事させないこと又は専ら雑務に従事させることをいう。以下同じ）をすること。 ⇒「制度等の利用をしたことにより嫌がらせ等をするもの」

145

| | とは、単に言動があるのみでは該当せず、客観的にみて、一般的な労働者であれば、「能力の発揮や継続就業に重大な悪影響が生じる等当該労働者が就業する上で看過できない程度の支障が生じるようなもの」を指すものである。これは、労働者への直接的な言動である場合に該当すると考えられる。また、上司と同僚のいずれの場合であっても繰り返し又は継続的なもの（意に反することを言動を行う者に明示しているにもかかわらず、さらに行われる言動を含む）が該当すると考えられる。 |

図表6-㉛

ハラスメントの発言例

ハラスメントの行為者となり得る者	ハラスメントに該当する発言例
上司	・産前休業の取得を上司に相談したところ、「休みをとるなら辞めてもらう」と言われた。 ・時間外労働の免除について上司に相談したところ、「次の査定の際は昇進しないと思え」と言われた。
上司・同僚	・育児休業の取得について上司に相談したところ、「男のくせに育児休業をとるなんてありえない」と言われ、取得をあきらめざるを得ない状況になっている。 ・上司・同僚が「所定労働時間の制限をしている人にたいした仕事はさせられない」と何度も言い、雑務のみさせられる状況となっており、就業にあたって支障が生じている。 ・上司・同僚が「自分だけ短時間勤務をしているなんて周りを考えていない。迷惑だ」と何度も言い、就業にあたって支障が生じる状況となっている。
上司	・上司に妊娠を報告したところ「他の人を雇うので早めに辞めてもらうしかない」と言われた。
上司・同僚	・上司・同僚が「妊婦はいつ休むかわからないから仕事は任せられない」と何度も言い、仕事をさせない状況となっており、就業にあたって支障が生じる状況となっている。 ・上司・同僚が「妊娠するなら忙しい時期を避けるべきだった」と何度も言い、就業にあたって支障が生じる状況となっている。

6.11　職場における妊娠・出産・育児休業等に関するハラスメントを防止するために事業主が雇用管理上講ずべき措置

　職場におけるセクシュアルハラスメント同様、妊娠・出産・育児休業等に関するハラスメント（以下、ハラスメント）は、事業主に防止措置を講じる義務があり、これらのハラスメントに適切に対応すべき雇用管理上の責任があります。まずはハラスメントが起こらないようにするために防止対策を講じ、労働者が働きやすい環境を整備することが重要です。職場におけるハラスメントを防止するために、事業主が雇用管理上講ずべき措置が、「事業主が職場における妊娠、出産等に関する言動に起因する問題に関して雇用管理上講ずべき措置についての指針」（マタハラ指針）、「子の養育又は家族の介護を行い、又は行うこととなる労働者の職業生活と家庭生活との両立が図られるようにするために事業主が講ずべき措置に関する指針」（育介指針）において以下の5つのポイントが示されています。

(1)　事業主の方針等の明確化及びその周知・啓発

　具体的には、職場におけるハラスメントの内容及び妊娠、出産、育児休業等に関する否定的な言動が職場におけるハラスメントの発生の原因や背景となり得ること、職場におけるハラスメントがあってはならない旨の「事業主の方針」並びに制度等の利用ができる旨を明確化し、管理・監督者を含む労働者に周知・啓発します。また、職場におけるハラスメントに係る言動を行った者については、「厳正に対処する旨の方針及び対処の内容」を、就業規則その他の職場における服務規律等を定めた文書に規定し、管理・監督者を含む労働者に周知・啓発します。

　なお、ハラスメントの発生の原因や背景には、「女性労働者の妊娠、出産等

の否定につながる言動や他の労働者の制度等の利用の否定につながる言動が頻繁に行われるなど制度等の利用又は制度等の利用の請求等をしにくい職場風土」や、「制度等の利用ができることの職場における周知が不十分である」ことなどもあると考えられるため、これらを解消していくことがハラスメントの防止の効果を高める上で重要です。

「対処の内容」を文書に規定することは、ハラスメントに該当する言動をした場合に具体的にどのような対処がなされるのかをルールとして明確化し、労働者に認識させることによって、ハラスメントの防止を図ることを目的としています。

(2) 相談（苦情を含む）に応じ、適切に対応するために必要な体制の整備

事業主は、労働者からの相談に対し、その内容や状況に応じ適切かつ柔軟に対応するために必要な体制の整備として、相談への対応のための窓口（以下、相談窓口）をあらかじめ定め、相談窓口の担当者が、相談に対し、その内容や状況に応じ適切に対応できるようにします。

相談窓口においては、職場におけるハラスメントが現実に生じている場合だけでなく、その発生のおそれがある場合や、ハラスメントに該当するか否か微妙な場合等であっても、広く相談に対応し、適切な対応を行うようにします。

職場におけるハラスメントは、セクシュアルハラスメントその他のハラスメントと複合的に生じることも想定されることから、セクシュアルハラスメント等の相談窓口と一体的に、ハラスメントの相談窓口を設置し一元的に相談に応じることのできる体制を整備することが望ましい対応です。

(3) 職場における妊娠、出産、育児休業等に関するハラスメントに係る事後の迅速かつ適切な対応

　事業主は、職場におけるハラスメントに係る相談の申出があった場合、事実関係を迅速かつ正確に確認し、ハラスメントが生じた事実が確認できた場合は、速やかに被害を受けた労働者に対する配慮のための措置、行為者に対する措置を適正に行い、改めて職場におけるハラスメントに関する方針を周知・啓発する等の再発防止に向けた措置を講じます。なお、職場におけるハラスメントが生じた事実が確認できなかった場合においても、同様の措置を講ずることが必要です。

　ハラスメントが行われた場合は、ハラスメントに関する規定等に基づいて、行為者に対して必要な懲戒その他の措置を講じます。

(4) 職場におけるハラスメントの原因や背景となる要因を解消するための措置

　ハラスメントの原因や背景となる要因を解消のため、業務体制の整備など、事業主や妊娠等をした、または制度等を利用する労働者その他の労働者の実情に応じ、必要な措置を講じます。

　妊娠、出産、育児休業等をした労働者の業務の分担等を行う他の労働者の業務負担が過大となり、妊娠、出産、育児休業等に関する否定的な言動が行われる場合があるため、それらを解消するための措置について定めたものです。

　また、労働者の側においても、制度等の利用ができるという知識を持つことや、周囲と円滑なコミュニケーションを図りながら自身の体調等や自身の制度の利用状況に応じて適切に業務を遂行していくという意識を持つこと等を、妊娠等した、または制度等の利用の対象となる労働者に周知・啓発することが望ましい対応です。

(5) (1)から(4)までの措置と併せて講ずべき措置

　職場におけるハラスメントに係る相談者・行為者等の情報は当該相談者・行為者等のプライバシーに属するものであることから、相談への対応又はハラスメントに係る事後の対応にあたっては、相談者・行為者等のプライバシーを保護するために必要な措置を講ずるとともに、その旨を労働者に対して周知すること、また、労働者が職場におけるハラスメントに関し相談をしたこと又は事実関係の確認に協力したこと等を理由として、不利益な取扱いを行ってはならない旨を定め、労働者に周知・啓発することが必要です。

6.12 ハラスメントを防止するために事業主が雇用管理上講ずべき措置についての具体例

(1) 事業主の方針等の明確化及びその周知・啓発

イ 事業主の方針等を明確化し、労働者に周知・啓発していると認められる例
　① 就業規則その他の職場における服務規律等を定めた文書において、事業主の方針及び制度等の利用ができる旨について規定し、当該規定と併せて、ハラスメントの内容及びハラスメントの背景等を労働者に周知・啓発すること。
　② 社内報、パンフレット、社内ホームページ等広報又は啓発のための資料等にハラスメントの内容及びハラスメントの背景等、事業主の方針並びに制度等の利用ができる旨について記載し、配布等すること。
　③ ハラスメントの内容及びハラスメントの背景等、事業主の方針並びに制度等の利用ができる旨を労働者に対して周知・啓発するための研修、講習等を実施すること。

ロ 対処方針を定め、労働者に周知・啓発していると認められる例
　① 就業規則その他の職場における服務規律等を定めた文書において、職場におけるハラスメントに係る言動を行った者に対する懲戒規定を定め、その内容を労働者に周知・啓発すること。
　② 職場におけるハラスメントに係る言動を行った者は、現行の就業規則その他の職場における服務規律等を定めた文書において定められて

第6章 ワーク・ライフ・バランス

> いる懲戒規定の適用の対象となる旨を明確化し、これを労働者に周知・啓発すること。

(2) 相談（苦情を含む）に応じ、適切に対応するために必要な体制の整備

> イ　相談窓口をあらかじめ定めていると認められる例
> ①　相談に対応する担当者をあらかじめ定めること。
> ②　相談に対応するための制度を設けること。
> ③　外部の機関に相談への対応を委託すること。

> ロ　相談窓口の担当者が適切に対応することができるようにしていると認められる例
> ①　相談窓口の担当者が相談を受けた場合、その内容や状況に応じて、相談窓口の担当者と人事部門とが連携を図ることができる仕組みとすること。
> ②　相談窓口の担当者が相談を受けた場合、あらかじめ作成した留意点などを記載したマニュアルに基づき対応すること。

> ハ　一元的に相談に応じることのできる体制を整備していると認められる例
> ①　相談窓口で受け付けることのできる相談として、職場におけるハラスメントのみならず、セクシュアルハラスメント等も明示すること。
> ②　職場におけるハラスメントの相談窓口がセクシュアルハラスメント

6.12 ハラスメントを防止するために事業主が雇用管理上講ずべき措置についての具体例

> 等の相談窓口を兼ねること。

(3) 職場における妊娠、出産、育児休業等に関するハラスメントに係る事後の迅速かつ適切な対応

> イ 事案に係る事実関係を迅速かつ正確に確認していると認められる例
> ① 相談窓口の担当者、人事部門又は専門の委員会等が、相談を行った労働者(以下「相談者」という)及び職場におけるハラスメントに係る言動の行為者とされる者(以下「行為者」という)の双方から事実関係を確認すること。また、相談者と行為者との間で事実関係に関する主張に不一致があり、事実の確認が十分にできないと認められる場合には、第三者からも事実関係を聴取する等の措置を講ずること。
> ② 事実関係を迅速かつ正確に確認しようとしたが、確認が困難な場合などにおいて、男女雇用機会均等法第18条又は、育児・介護休業法第52条の5に基づく調停の申請を行うことその他中立な第三者機関に紛争処理を委ねること。

> ロ 措置を適正に行っていると認められる例(被害者に対する配慮)
> ① 事案の内容や状況に応じ、被害者の職場環境の改善又は迅速な制度等の利用に向けての環境整備、被害者と行為者の間の関係改善に向けての援助、行為者の謝罪、管理監督者又は事業場内産業保健スタッフ等による被害者のメンタルヘルス不調への相談対応等の措置を講ずること。
> ② 男女雇用機会均等法第18条又は、育児・介護休業法第52条の5に基づく調停その他中立な第三者機関の紛争解決案に従った措置を被害

153

者に対して講ずること。

ハ　措置を適正に行っていると認められる例（行為者に対する措置）
① 就業規則その他の職場における服務規律等を定めた文書における職場におけるハラスメントに関する規定等に基づき、行為者に対して必要な懲戒その他の措置を講ずること。あわせて、事案の内容や状況に応じ、被害者と行為者の間の関係改善に向けての援助、行為者の謝罪等の措置を講ずること。
② 男女雇用機会均等第18条又は、育児・介護休業法第52条の5に基づく調停その他中立な第三者機関の紛争解決案に従った措置行為者に対して講ずること。

ニ　再発防止に向けた措置を講じていると認められる例
① 事業主の方針、制度等の利用ができる旨及び職場におけるハラスメントに係る言動を行った者について厳正に対処する旨の方針を、社内報、パンフレット、社内ホームページ等広報又は啓発のための資料等に改めて掲載し、配布等すること。
② 労働者に対して職場におけるハラスメントに関する意識を啓発するための研修、講習等を改めて実施すること。

(4) 職場におけるハラスメントの原因や背景となる要因を解消するための措置

イ　業務体制の整備など、必要な措置を講じていると認められる例
① 妊娠等した、または制度等の利用を行う労働者の周囲の労働者への

6.12 ハラスメントを防止するために事業主が雇用管理上講ずべき措置についての具体例

業務の偏りを軽減するよう、適切に業務分担の見直しを行うこと。
② 業務の点検を行い、業務の効率化等を行うこと。

ロ 周知・啓発を適切に講じていると認められる例
① 社内報、パンフレット、社内ホームページ等広報又は啓発のための資料等に、労働者の側においても、制度等の利用ができるという知識を持つことや、周囲と円滑なコミュニケーションを図りながら自身の体調等に応じて適切に業務を遂行していくという意識を持つこと等について記載し、妊娠等した労働者や制度等の利用の対象となる労働者に配布等すること。
② 労働者の側においても、制度等の利用ができるという知識を持つことや、周囲と円滑なコミュニケーションを図りながら自身の体調等に応じて適切に業務を遂行していくという意識を持つこと等について、人事部門等から妊娠等した労働者や制度等の利用の対象となる労働者に周知・啓発すること。

(5) (1)から(4)までの措置と併せて講ずべき措置

イ 相談者・行為者等のプライバシーを保護するために必要な措置を講じていると認められる例
① 相談者・行為者等のプライバシーの保護のために必要な事項をあらかじめマニュアルに定め、相談窓口の担当者が相談を受けた際には、当該マニュアルに基づき対応するものとすること。
② 相談者・行為者等のプライバシーの保護のために、相談窓口の担当者に必要な研修を行うこと。

> ③ 相談窓口においては相談者・行為者等のプライバシーを保護するために必要な措置を講じていることを、社内報、パンフレット、社内ホームページ等広報又は啓発のための資料等に掲載し、配布等すること。

> ロ 不利益な取扱いを行ってはならない旨を定め、労働者にその周知・啓発することについて措置を講じていると認められる例
> ① 就業規則その他の職場における職務規律等を定めた文書において、労働者が職場におけるハラスメントに関し相談をしたこと、又は事実関係の確認に協力したこと等を理由として、当該労働者が解雇等の不利益な取扱いをされない旨を規定し、労働者に周知・啓発をすること。
> ② 社内報、パンフレット、社内ホームページ等広報又は啓発のための資料等に、労働者が職場におけるハラスメントに関し相談をしたこと、又は事実関係の確認に協力したこと等を理由として、当該労働者が解雇等の不利益な取扱いをされない旨を記載し、労働者に配布等すること。

6.12 ハラスメントを防止するために事業主が雇用管理上講ずべき措置についての具体例

図表6-㉜　就業規則に明記されていない事項をパンフレットなどで周知した例

　就業規則の懲戒規定が定められており、その中で妊娠・出産・育児休業等に関するハラスメント及びセクシュアルハラスメントに該当するような行為が行われた場合の対処方針・内容などがすでに読み込めるものとなっている場合には、妊娠・出産・育児休業等に関するハラスメント及びセクシュアルハラスメントが適用の対象となることをパンフレット、チラシ、社内報、社内ホームページなど（次項参照）で周知することで措置を講じたことになります。

　第〇章　服務規律
　　第〇条職員は、次のような行為を行ってはならない。
　　①　他人に不快な思いをさせ、病院の秩序、風紀を乱す行為
　　②　他人の人権を侵害したり、業務を妨害したり、退職を強要する行為
　　③　暴行、脅迫、傷害、賭博又はこれに類する行為及び恥辱等の行為
　　④〜⑥　略
　第△章　懲戒
　（懲戒の事由）
　　第△条　職員が次のいずれかに該当するときは、その情状により、けん責、減給、出勤停止又は降格とする。
　　　　①〜⑤　略
　　　　⑥　第〇条（服務規律）①又は②により風紀を乱したとき。
　　2　職員が次のいずれかに該当するときは、その情状により、諭旨解雇又は懲戒解雇とする。
　　　　①〜⑩　略
　　　　⑪　前項⑥により数回にわたり懲戒を受けたにもかかわらず改善の見込みがない場合、又は第〇条（服務規律）③により風紀を乱したとき。

図表6-㉝　就業規則で示されていない事項をパンフレットなどで周知

○年○月○日

ハラスメントは許しません！！

○○○○病院　　院長○○○○

1　職場におけるハラスメントは、労働者の個人としての尊厳を不当に傷つける社会的に許されない行為であるとともに、労働者の能力の有効な発揮を妨げ、また、病院にとっても職場秩序や業務の遂行を阻害し、社会的評価に影響を与える問題です。

　　性別役割分担意識に基づく言動は、セクシュアルハラスメントの発生の原因や背景となることがあり、また、妊娠・出産等に関する否定的な言動は、妊娠・出産・育児休業等に関するハラスメントの原因や背景になることがあります。このような言動を行わないよう注意しましょう。

2　当院では下記のハラスメント行為を許しません。就業規則第○条①他人に不快な思いをさせ、病院の秩序、風紀を乱す行為」とは、次のとおりです。

〈妊娠・出産・育児休業・介護休業等に関するハラスメント〉

① 部下又は同僚による妊娠・出産・育児・介護に関する制度や措置の利用を阻害する言動
② 部下又は同僚が妊娠・出産・育児・介護に関する制度や措置を利用したことによる嫌がらせ等
③ 部下又は同僚が妊娠・出産等したことによる嫌がらせ等

〈セクシュアルハラスメント〉

④ 性的な冗談、からかい、質問
⑤ わいせつ図画の閲覧、配付、掲示
⑥ その他、他人に不快感を与える性的な言動
　　「就業規則第○条②他人の人権を侵害したり、業務を妨害したり、退職を強要する行為」とは次のとおりです。

〈妊娠・出産・育児休業・介護休業等に関するハラスメント〉

⑦ 部下による妊娠・出産、育児・介護に関する制度や措置の利用等に関し、解雇その他不利益な取扱いを示唆する行為
⑧ 部下の女性が妊娠・出産等したことにより、解雇その他の不利益な取扱いを示唆する行為

〈セクシュアルハラスメント〉

⑨ 性的な噂の流布
⑩ 身体への不必要な接触
⑪ 性的な言動により職員等の就業意欲を低下させ、能力発揮を阻害する行為
　　「就業規則第○条③暴行、脅迫、傷害、賭博又はこれに類する行為及び恥辱等の行為」とは次のとおりです。

〈セクシュアルハラスメント〉

⑫ 交際、性的な関係の強要
⑬ 性的な言動に対して拒否等を行った部下等職員に対する不利益取扱いなど

3　この方針の対象は、正社員、派遣社員、パート・アルバイト等当院において働いているすべての労働者です。妊娠・出産・育児休業・介護休業等に関するハラスメントについては、妊娠・出産等をした女性労働者及び育児休業等の制度を利用する男女労働者の上司及び同僚が行為者となり得ます。

　　セクシュアルハラスメントについては、上司、同僚、委託職員の方等が被害者及び行為者になり得るものであり、異性に対する行為だけでなく、同性に対する行為も対象となります。また、被害者の性的指向又は性自認にかかわらず、性的な言動であればセクシュアルハラスメントに該当します。

　　相手の立場に立って、普段の言動を振り返

6.12 ハラスメントを防止するために事業主が雇用管理上講ずべき措置についての具体例

り、ハラスメントのない、快適な職場を作っていきましょう。

4　職員がハラスメントを行った場合、就業規則第△条「懲戒の事由」第1項、第2項に当たることとなり、処分されることがあります。その場合、次の要素を総合的に判断し、処分を決定します。
① 行為の具体的態様（時間・場所（職場か否か）・内容・程度）
② 当事者同士の関係（職位等）
③ 被害者の対応（告訴等）・心情等

5　相談窓口
　職場におけるハラスメントに関する相談（苦情を含む）窓口担当者は次の者です。電話、メールでの相談も受け付けますので、一人で悩まずにご相談ください。
　また、実際に生じている場合だけでなく、生じる可能性がある場合や放置すれば就業環境が悪化するおそれがある場合や上記2に当たるかどうか微妙な場合も含め、広く相談に対応し、事案に処します。
〇〇課　〇〇〇
（内線〇〇、メールアドレス〇〇〇）（女性）
△△課　△△△
（内線△△、メールアドレス△△△）（男性）
××外部相談窓口
（電話××、メールアドレス×××）
　相談には公平に、相談者だけでなく行為者についても、プライバシーを守って対応しますので安心してご相談ください。

6　相談者はもちろん、事実関係の確認に協力した方に不利益な取扱いは行いません。

7　相談を受けた場合には、事実関係を迅速かつ正確に確認し、事実が確認できた場合には、被害者に対する配慮のための措置及び行為者に対する措置を講じます。また、再発防止策を講じる等適切に対処します。

8　当院には、妊娠・出産、育児や介護を行う労働者が利用できる様々な制度があります。派遣社員の方については、派遣元企業においても利用できる制度が整備されています。まずはどのような制度や措置が利用できるのかを就業規則等により確認しましょう。制度や措置を利用する場合には、必要に応じて業務配分の見直しなどを行うことより、上司や同僚にも何らかの影響を与えることがあります。制度や措置の利用をためらう必要はありませんが、円滑な制度の利用のためにも、早めに上司や人事部に相談してください。また気持ちよく制度を利用するためにも、利用者は日頃から業務に関わる方々とのコミュニケーションを図ることを大切にしましょう。
　所属長は妊娠・出産、育児や介護を行う労働者が安心して制度を利用し、仕事との両立ができるようにするため、所属における業務配分の見直し等を行ってください。対応に困ることがあれば、人事課、△△に相談してください。

9　職場におけるハラスメント防止研修・講習も行っていますのでふるってご参加ください。

出所：厚生労働省　「職場におけるハラスメント対策マニュアル」より作成

6.13　医療機関におけるハラスメントの事例

> ### 採用予定の医師にマタハラ　大阪の〇〇病院
>
> - 大阪府立〇〇病院で、採用予定の医師に対するマタニティー・ハラスメント（マタハラ）があったとして、病院が小児科の女性部長を厳重注意としていたことがわかった。センターは懲戒処分ではないことを理由に公表していない。
> - 病院や関係者によると、女性医師は昨年末ごろに採用が内定し、今年4月から勤務予定だった。今年2月、妊娠がわかったと、部長にメールで伝えると、部長は「病院に全く貢献なく、産休・育休というのは周りのモチベーションを落とすので、管理者としては困っている」と記し、「マタハラになるかもしれない」としつつ、「非常勤で働くのはどうでしょうか」と送り返したという。
> - 病院は、部長のメールの内容は、男女雇用機会均等法で防がなければならないと定める妊娠、出産などを理由に不利益な扱いを示唆する言動で、いわゆるマタハラだったと認定。部長を厳重注意、監督責任のある病院長を所属長注意とした。女性医師はこの病院で勤務しなかったという。
>
> 出所：2017/7/25付朝日新聞

　男女雇用機会均等法第9条第3項では、「厚生労働省令で定めるものを理由（契機）として、当該女性労働者に対して解雇その他不利益な取扱い」を禁止しています。

　このケースでは、常勤で採用が内定した医師に対して、「妊娠したこと」を理由（契機）に「退職又は正社員をパートタイム労働者等の非正規社員とするような労働契約内容の変更の強要を行うこと」を示唆する言動がありました。

　また、上司が行う「解雇その他不利益な取扱いを示唆するもの」に該当しますので、1回の行為でハラスメントと判断されます。「妊娠・出産・育児休業等に関するハラスメントに係る言動を行った者については、厳正に対処する旨の方針・対処の内容を就業規則等の文書に規定し、管理・監督者を含む労働者に周知・啓発すること」は、事業主が講ずべき措置としてハラスメント指針に定められています。

第7章

医師の働き方改革推進の方向性

第 7 章　医師の働き方改革推進の方向性

7.1　労働行政による「医師の過重労働」撲滅への変遷

　厚生労働省の「第 7 回医師の働き方改革に関する検討会」において取りまとめられた「中間的な論点整理」において、「医師の長時間労働については他業種と比較しても抜きんでた実態にある」と報告されています。過労死の原因の多くを占める脳・心臓疾患では、「発症前 1 カ月間におおむね 100 時間又は発症前 2 カ月ないし 6 カ月間にわたっておおむね 80 時間を超える時間外労働が認められれば、業務と発症との関連性が強いと評価される」ことから、労働基準監督署は、1 カ月 80 時間を超える事業所を対象に、過重労働撲滅のため立入調査を行っており、現在、多くの医療機関において医師の長時間労働に対する立入調査が増えています。地域医療の中心となる全国約 350 の病院のうち、少なくとも 99 病院が 2016 年 1 月以降、医師の違法残業などで労働基準監督署から是正勧告を受けていたことが、読売新聞の調査で明らかになりました。立入調査により、医療機関が受けた是正勧告の内訳は「労使協定を上回るなどの違法残業」が、71 病院と全体の約 7 割を占めています。続いて、「残業代未払い・割増賃金不足」が 31 病院、「その他（36 条協定の締結手続きの不備、就業規則の届け出漏れなど）」が 21 病院という結果です（複数回答あり）。医療機関においては、労使協定（特別条項付き 36 条協定）の限度を上回るほどの医師の法定外労働時間対策が最も重要な課題となっていると言えます。医師の過重労働の撲滅に向けてこれまでも労働行政は様々な施策を講じてきました。医師の過重労働に対する労働時間規制強化の変遷を辿り、医師の労務管理上の課題について整理します（**図表 7- ①**）。

　医療機関における過重労働に関する事件では、「関西医科大学研修医過労死事件」（最二小判平 17.6.3）が有名です。最高裁は、研修医の労働者性という争点が、医療現場にも相当に影響を及ぼすことの社会性に着目し、研修医が労働

図表7-①

医師の労働時間規制の変遷

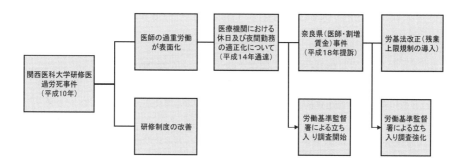

者であることを認める初の判断を示しました（後掲**図表7-②**）。

7.2 医師の「労働者性」について争われた事件

関西医科大学研修医過労死事件（最二判平17.6.3）

> **B医科大学研修医過労死事件**
> 最二小判平17.6.3
>
> - 平成10年4月に医師国家試験に合格したAは、同年6月から学校法人Yが開設しているB医科大学附属病院耳鼻咽喉科の臨床研修医となった。Aは、平成10年6月1日より研修医として研修を受け始めた。平日の研修時間は原則として午前7時30分から午後10時までの13時間と定められ、土曜日、日曜日も休めない状況にあった。月単位の研修時間は、6月は323時間、7月は356時間、夏期休暇のあった8月の15日間でも98.5時間となっていた。Aは、同年8月15日午後7時に看護婦らと4人で食事をしたが、午後11時頃に自宅に戻り、翌16日午前0時頃心筋梗塞で突然死亡した。
> - Aの両親Xらは、Aが異常な長時間労働を強いられたことによる過労が原因で死亡したとして、Aの死亡と業務との間には相当因果関係があり、死亡は学校法人Yの安全配慮義務違反による過労死が原因であるとして、債務不履行に基づく損害賠償を求めて訴えを起こした事案である。
>   なお、同事件では損害賠償裁判とともに、死亡した研修医の賃金は「最低賃金法所定の最低賃金を下回る給与額」であったとして、両親Xらが学校法人Yに対し、最低賃金額とAが受給した金額の差額及びこれに対する遅延損害金の支払いを請求した裁判も行われた。

本事件は、研修医の身分が労働者か否かについて司法の場で争われた初のケースです。研修医の労働者性と処遇をめぐって「過労死訴訟」、「賃金請求訴訟」が提訴されました。

大学側は「研修医は労働者ではない」という主張をしていますが、最高裁判決においては、研修医が労働者であると明確な判断がされました。

研修医に対して、月額金6万円の給料を「奨学金」と称し、社会保険の加入もしていなかったようです。研修医が労働者であれば支給されている「奨学金」は給与と判断され、最低賃金法に抵触することになります（**図表7-②**）。

過労死に関する新たな労災認定基準において、過労死が労災認定されるかどうかのポイントは「労働時間」です。「発症前1カ月間におおむね100時間又

図表7-②

研修医の賃金請求訴訟

- 研修医であるAさんに対して、月額僅か金6万円の「奨学金」と称する給料しか支給していなかったことに対し、最低賃金法の定める最低賃金額と月額金6万円との差額分を、最低賃金法違反を理由に、学校法人Yに対し未払賃金として請求した。

研修医の労働者性を認めた！

- 大阪高等裁判所は、研修医が従事している労務の実態に基づいて研修医の労働者性を認め、学校法人Yに未払賃金の支払いを命じた。

- 最高裁は2005年(平成17年)6月3日、「研修医の賃金請求訴訟」に対する上告を受理したうえで、研修医の労働者性という争点が、医療現場にも相当に影響を及ぼすことの社会性に着目し、**研修医が労働者であることを明確に判示**した。

は発症前2カ月ないし6カ月間にわたっておおむね80時間を超える時間外労働が認められれば、業務と発症との関連性が強いと評価される」とされていますが、本事件では発症前1カ月前のAの時間外労働は150時間に達していました（**図表7-③**）。

このような勤務の実態により、学校法人Yに安全配慮義務違反があると判断されました。

本事件で医師の過重労働が表面化したことがきっかけで、国民が安心して受けられる医療を目指して、臨床研修制度の改善、医師全体の勤務条件の改善が執り進められることになりました（**図表7-④**）。

第 7 章　医師の働き方改革推進の方向性

図表 7-③

研修医の過労死訴訟

- ●研修医の勤務が過労死を引き起こす程度のものであったのか？

業務の過酷さは明白！

> 厚生労働省より、発表された過労死に関する新たな労災認定基準では、「発症1カ月前に100時間を超える残業のあるときは、業務と発症との関連性が強い」とされているが、本件では「発症1カ月前」をとっても時間外勤務は150時間に達しており、しかもこの状態が2カ月半も続いている。

> 勤務の実態に基づき、学校法人YにたいしAさんに対する**安全配慮義務違反**を明確に認めた（一審）。
> ※高裁判決も同様

図表 7-④

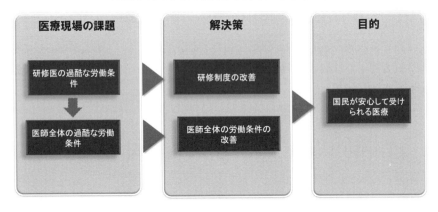

7.3 「医師の宿日直」についての行政通達

「医療機関における休日及び夜間勤務の適正化について」（平14.3.19 基発第 0319007 号）

　「関西医科大学研修医過労死事件」が起きたのち、労働行政は、医師が過重労働になる原因の多くは宿日直業務にあるという考え方から、医師の勤務条件の改善を目的に、「医療機関における休日及び夜間勤務の適正化について」（平14.3.19 基発第 0319007 号）の通達を行いました。

　通達では、「宿日直勤務において突発的に行われる通常の労働に対して割増賃金を支払っていない」、「宿日直回数が許可時の条件を上回っている」、「宿日直勤務において救急医療が頻繁に行われ、宿日直勤務として対応することが適切でない状況であるにかかわらず、第36条協定の締結・届出も行わず、割増賃金を支払うことなく労働させていることもある。」といった状況を問題視。

　宿日直勤務に係る許可を行った医療機関等を対象として、休日及び夜間勤務について、その労働実態を把握し、労働基準法第41条に基づく断続的労働である宿日直勤務（以下、労基法上の宿日直）として取り扱うことが適切であるかについて確認を行い、問題が認められる場合には、宿日直勤務に係る許可基準に定められた事項の履行確保を図ること、又は宿日直勤務に係る許可の取消しを行うことにより、その適正化を図ることがその目的でした（**図表7-⑤**）。

　宿日直業務は、医療機関においては、「病室の定期巡回、少数の要注意患者の定時検脈など、軽度又は短時間の業務のみが行われている場合」にのみに認められることになっています。

　救急患者への対応等の「通常の労働」が突発的に行われることがあっても、夜間に充分な睡眠が確保できる場合には、「労基法上の宿日直」として対応することが可能ですが、その突発的に行われた労働に対しては、割増賃金（労基

図表7-⑤

医師の宿日直許可基準4項目

1	通常の労働の継続は認められないが、救急医療を行うことが稀にあっても、一般的にみて**睡眠**が充分とり得るもの
2	相当の睡眠設備の設置と夜間に充分な**睡眠時間**の確保を行っていること
3	宿直回数は原則として週1回、日直回数は月1回を限度としていること
4	宿日直手当は、職種ごとに宿日直勤務に就く労働者の賃金の1人1日平均額の3分の1を下らないこと

図表7-⑥

労働基準法上の医師の宿日直

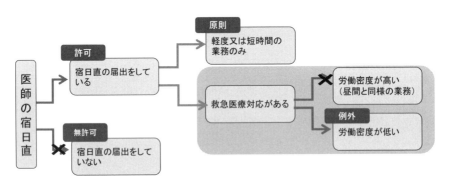

法第37条）を支払うことが必要です（**図表7-⑥**）。宿日直勤務中に通常の労働が頻繁に行われ、夜間に充分な睡眠時間が確保できないなどの場合は、「労基法上の宿日直」として対応することはできず、宿日直勤務の許可が取り消され

ます。

　本通達以降、医療機関の宿日直に関する労働基準監督署の立入調査は、この基準で行われています。

⇒「医療機関における休日及び夜間勤務の適正化について」(平 14.3.19 基発第 0319007 号) の詳細は**図表7-⑦**をご覧ください。

図表7-⑦

基発第 0319007 号
平成 14 年 3 月 19 日

都道府県労働局長 殿

厚生労働省労働基準局長

医療機関における休日及び夜間勤務の適正化について

　一部医療機関においては、休日及び夜間勤務について、労働基準法第 41 条及び労働基準法施行規則第 23 条に基づく許可を受け、断続的労働である宿日直勤務として取り扱っているところであるが、このような医療機関のうち、救急医療を行う一部の医療機関において、宿日直勤務中に救急医療等の通常の労働が頻繁に行われているなど断続的労働である宿日直勤務として取り扱うことが適切でない例などが少なからず認められるところである。

　また、休日及び夜間における宿日直業務に係る問題については、労働基準監督機関に対する申告が散見されるとともに、報道機関においても取り上げられているなど社会的な問題として顕在化しつつある状況が見られる。ついては、これまでに宿日直勤務に係る許可を行った医療機関等に対して、今般、下記により宿日直勤務を中心とした休日及び夜間勤務の適正化を図ることとしたので遺憾なきを期されたい。

　なお、社団法人日本病院協会等に対しては、別添のとおり、休日及び夜間勤務の適正化等について要請を行っているので申し添える。

記

1　基本的な考え方　　労働基準法（以下「法」という。）第 41 条及び労働基準法施行規則第 23 条においては、断続的労働である宿日直勤務について、所轄労働基準監督署長の許可を受けた場合には、これに従事する労働者を法第 32 条の規定にかかわらず使用することができるとしている。したがって、これらの労働者については、突発的に通常の労働を行った場合を除き、法第 36 条に基づく労使協定の締結・届出等を行うことなく、また、法第 37 条に基づく

割増賃金を支払うことなく、法定労働時間を超えて労働させることができるものである。

　ここでいう宿日直勤務とは、所定労働時間外又は休日における勤務の一態様であり、当該労働者の本来業務は処理せず、構内巡視、文書・電話の収受又は非常事態に備えて待機するもの等であって常態としてほとんど労働する必要がない勤務である。医療機関における原則として診療行為を行わない休日及び夜間勤務については、病室の定時巡回、少数の要注意患者の定時検脈など、軽度又は短時間の業務のみが行われている場合には、宿日直勤務として取り扱われてきたところである。

　しかしながら、宿日直勤務に係る許可を行った医療機関等においては、宿日直勤務において突発的に行われる通常の労働に対して割増賃金を支払ってないもの、宿日直回数が許可時の条件を上回っているものなどの問題が認められるものも散見される。また、救急医療体制の体系的な整備が進められてきたことに伴い、宿日直勤務において救急医療が頻繁に行われ、断続的労働である宿日直勤務として対応することが適切でない状況にあるにもかかわらず、断続的労働である宿日直勤務として法第36条に基づく労使協定の締結・届出等を行うことなく、また、法第37条に基づく割増賃金を支払うことなく労働させているものも少なからず認められるところである。

　今回の一連の取組は、このような状況を踏まえ、宿日直勤務に係る許可を行った医療機関等を対象として、休日及び夜間勤務について、その労働実態を把握し、法第41条に基づく断続的労働である宿日直勤務として取り扱うことが適切であるかについて確認を行い、問題が認められる場合には、宿日直勤務に係る許可基準に定められた事項の履行確保を図ること又は宿日直勤務に係る許可の取消を行うことにより、その適正化を図ることとしたものである。

　なお、本通達に基づく取組の対象とならない医療機関であっても、労働基準法等関係法令上の問題が認められる場合には、監督指導を実施するなどにより適切に対処することとする。

2　対象事業場　　宿日直勤務に係る許可を受けた医療機関とすること。

3 具体的な対応

次の(1)から(3)まで順次実施すること。

(1) 自主点検表の送付・回収による宿日直勤務の労働実態の把握及び分類

上記2の宿日直勤務に係る許可を受けた医療機関全数に対して、自主点検表を送付し、これを回収すること。また、回収した自主点検表に基づき、医療機関の現状の労働実態に対して、以下に示すところにより分類を行うこと。

ア 交代制を導入するなどにより既に宿日直勤務を行っていない医療機関

イ 宿日直勤務について、許可基準に定められた事項を満たしており、問題がないと考えられる医療機関

ウ 宿日直勤務について、一部許可基準に定められた事項を満たしてないものの、その労働実態から、引き続き休日及び夜間について断続的労働である宿日直勤務として取り扱うことが可能であると考えられる医療機関

エ 宿日直勤務中に救急医療が頻繁に行われるなどの労働実態から、休日及び夜間勤務を断続的労働である宿日直勤務として取り扱うことが適切でないと考えられる医療機関

(2) 集団指導等の実施

ア (1)のアであって、宿日直勤務に係る許可を行っている医療機関については、その必要性がなくなっているので、現在の労働実態を確認の上、許可を取り消すこと。

イ (1)のウに対しては、集団指導を実施し、法第41条に基づく断続的労働である宿日直勤務の適正化等について改善指導を行うとともに、一定期日を付して、報告書の提出を求めること。

ウ (1)のエ及び自主点検表の未提出事業場に対しては、集団指導を実施し、法第41条に基づく断続的労働である宿日直勤務の趣旨及び許可基準に定められた事項の遵守又は交代制の導入等勤務体制の見直しを行う必要があることについて説明し、一定期日を付して報告書の提出を求めること。また、監督指導を通じて、休日及び夜間勤務の労働実態から断続

的労働である宿日直勤務で対応することが適切でないことが明らかになった場合には、許可の取消を行う旨の説明を行うこと。
　エ　集団指導に出席しない上記イ及びウの医療機関に対しては、別途文書による指導を行い、報告書の提出を求めること。

(3)　監督指導の実施及び許可の取消
　上記(2)のイ、ウ及びエにより指導を行ったにもかかわらず、報告書を提出しない医療機関及び報告書の内容から、断続的労働である宿日直勤務に問題があると考えられる医療機関に対しては、監督指導を実施すること。その結果、通常の労働が行われているにもかかわらず法第 37 条に基づく割増賃金を支払っていないなど許可基準に定められた事項上の問題点が認められた場合には、法違反として指摘するなど所要の措置を講じること。また、その労働実態から、断続的労働である宿日直勤務で対応することが適切でないことが明らかとなったものについては、許可の取消を行うこと。

7.4 医師の宿日直について争われた事件

奈良県（医師・割増賃金）事件

「医療機関における休日及び夜間勤務の適正化について」（平14.3.19 基発第0319007号）の通達の後、奈良県の医療機関において「医師の宿日直勤務」が「労基法上の宿日直」に当たるか否かについて争われました。

> **奈良県（医師・割増賃金）事件**
> 大阪高判平22.11.16
> - 奈良県が、設置運営するY病院は、産婦人科医の宿直勤務（17時15分〜翌日8時30分まで）と日直勤務（土曜日、日曜日、祝日の8時30分〜17時15分まで）に対して宿日直手当を支払っていた（産婦人科医が**宿日直勤務時間中に通常業務を行っていた場合は、その時間を時間外勤務として扱い、賃金を支払っていた**）。当直者の産婦人科医1人のみで対応することが困難な場合があるため、産婦人科医らは、自主的に1名の宅直担当医師を定め、宿日直担当医からの要請があれば、すぐに病院に急行して診療を行う体制をとっていた。呼び出しがあって、実際に患者に治療を行った場合は、賃金を支払っていたが、待機時間については賃金を支払っていなかった。
> - 産婦人科医Xらは、**宿日直勤務の全体と、宅直日の全時間が労働基準法の労働時間であるとして、労基法第37条に基づく割増賃金の支払い**を求めて訴えを起こした事案である。

本事件の争点は、①宿日直勤務が「労基法上の宿日直」に当たるか、「労基法上の宿日直」に当たらないのであれば、②宿日直勤務の全体が「労基法上の労働時間」に当たるか、③宅直勤務（オンコール制）が「労基法上の労働時間」に当たるかの3点です。

判決では、①宿日直勤務が「労基法上の宿日直」に当たるかについて、裁判官は、「Y病院へ搬送される時間外救急患者数は突出して多く、宿日直勤務は

労働密度が高い。労働密度が薄く精神的肉体的負担も小さい病室の定時巡回、少数の要注意患者の定時検脈などの軽度または短時間の業務であるとは到底言えない。」と指摘し、Y病院の産婦人科医の宿日直勤務は、「労基法上の宿日直」に当たらないと判断されました。

　Y病院は、奈良県周産期医療情報システムにより構築されたネットワークの基幹病院として周産期患者の受入れを行っているところ、実際に同病院に搬送される時間外救急患者数は、ネットワークにおいて受入れ機関とされた5病院（うち2病院はほとんど受け入れていない）のうちでも突出して多く、2004年度をみても、時間外救急患者数は、昼間の産婦人科医12人体制の県立医科大学附属病院が508人、同医5人体制の近畿大学医学部奈良病院が101人ですが、同医5人体制のY病院は、1,395人も受け入れていました。

　Y病院の産婦人科の宿日直担当医に対しては、これらに対処することが当然予定・要請されていたのであり、この病院の宿日直医がこれらの要請に対処することは、到底「突発的（思いもよらないこと）」ではなく、「常態（当然予定されていること）」と判断されたのです。

　②宿日直勤務の全体が「労基法上の労働時間」に当たるか、については「当直中の不活動時間において、労働者が実作業に従事していないというだけでは、使用者の指揮命令下から離脱しているということはできず、当該時間に労働者が労働から離れることを保証されていて初めて、労働者が使用者の指揮命令下に置かれていないものと評価することができると解されている。」と判示し、宿日直勤務時間の全体にわたって、Y病院の指揮命令下に置かれていた（労基法上の労働時間）と判断されました。

　産婦人科の当直医は、宿日直勤務時間中に、帝王切開術実施を含む異常分娩や、分娩・新生児・異常妊娠治療その他の診療も行っており、397件（2004年実績）の宿日直時間帯の分娩（1日平均1.1件）のうち約半数は異常分娩でした。

　原告らの正常分娩への立会時間だけをみても、正常分娩1件当たり、初産婦で1時間15分ないし2時間半、経産婦で40分ないし1時間20分も立ち会っていました。被告は、宿日直勤務時間中に通常業務に従事した時間の割合は

図表7-⑧

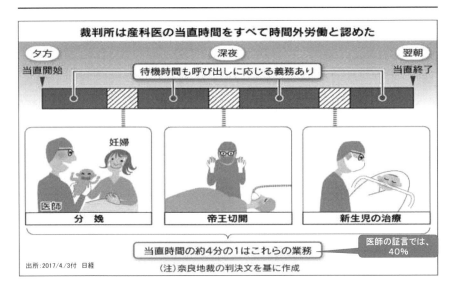

　22.3％であったというが、実際は、原告らが主張する4割に近いものであり、夜間、宿直室での睡眠時間はかなり少なく、ぐっすりと熟睡などはできる状態ではなかったことから、宿日直勤務時間の全体にわたって、Y病院の指揮命令下に置かれていたと判断されたのです（**図表7-⑧**）。

　このように、従前に労働基準監督署から宿日直許可を受けていたとしても、実態が許可時の限度を超えた運用になっていたことから、「労基法上の宿日直」とは認められず、不活動仮眠時間についても休憩時間ではなく労働時間（手待ち時間）であると判断されたのです。

　本事件では、医師が宿日直勤務時間中に通常業務に従事した時間の割合は4割に近いものであったという証言がありました。夜間当直の拘束時間を15時間と仮定すると実労働時間が6時間程度以上の場合に「労基法上の宿日直」と認められず、その許可が取り消される可能性が高いと考えられます。

　③宅直勤務（オンコール制）が労基法上の労働時間に当たるか、については宅直制度（オンコール制）の運用は、規定があるわけではなく、産婦人科医の

自主的な話合いによって決められているものであり、宅直時の待機場所も特定されていなかったことから、明示、黙示の業務命令を認めることは困難であるとして労基法上の労働時間ではないと判断されました。逆に、病院側が就業規則に「宅直勤務（オンコール制）」の運用について定め、宅直時は自宅で待機することを義務付ければ労働時間に該当すると言えます。

7.5 労働行政による医療機関への立入調査の事例

(1) 労使協定の上限を超えて労働させていた事例

　○○市立の○○市民病院が労使協定（36協定）で定めた月100時間の上限を超える残業を医師にさせたとして○○労働基準監督署から是正勧告を受けました。

　この病院では、医師の残業を月100時間（年6回まで）、年間870時間まで可能とする労使協定を2016年5月に締結していましたが、労働基準監督署の立入調査で上限を超過する医師が複数いることが判明し、超過しない労働環境にするか、実態に合う上限にするよう是正勧告を受け、上限を月150時間（年6回まで）、年間1170時間に積み増す協定を結びました。

⇒ポイント

　労使協定（36協定）で定めた月100時間の上限を超えているという指摘を受けています。

　労働基準監督官の指導により労使協定（36協定）の限度時間を引き上げれば解決するという問題ではありません。時間外労働が月100時間を超えるか、もしくは2～6カ月の平均が月80時間を超えると、健康障害のリスクは高くなります。

　2019年4月に導入される時間外上限規制（医師等を除く一般則）においても、残業時間の上限は年間720時間、単月の労働時間は月100時間未満、2カ月ないし6カ月の平均労働時間は月80時間以内とされています。

　注意しなくてはならないのは、720時間からは法定休日の労働時間は除かれますが、単月の労働時間と2カ月ないし6カ月の平均労働時間には法定休日の労働時間が含まれることです。健康障害リスクを考慮して改正労基法の残業上限規制が設定されているのです。今から、単月で100時間を超えるような労使

協定（36協定）の限度時間を安易に設定することは正しい判断ではありません。長時間労働させたことが原因で、職員の健康障害を招いてしまった場合には、病院側の安全配慮義務違反があると判断されます。安易な特別条項の限度時間引き上げは行うべきではないでしょう。

(2) 労使協定を締結していない／割増賃金を支払っていなかった事例

○○市の市立○○病院は時間外労働に関する労使協定（36協定）を結ばずに職員に残業などをさせ、時間外の割増賃金を支払っていなかったとして、○○労働基準監督署から是正勧告を受けました。

複数の病院関係者から相談を受け、抜打ち調査を実施し、シフトで決められた勤務時間以外に患者に対応した記録が、電子カルテに残されていたことなどから、違法な時間外労働が明らかになりました。病院は時間外労働に対する賃金を適切に支払っていなかったのです。未払賃金は今年3月までの過去2年で計約1億1,600万円に上り、病院は医師、看護師ら216人に追加支給しました。

また、病院は労基署に宿直勤務を申請せずに、通常の時間外割増賃金より安い宿日直手当の支給で済ませていました。

⇒ポイント

あらかじめ労使協定（36協定）を締結して、これを所轄労働基準監督署長に届け出ることが必要です。労使協定（36協定）を締結せずに職員に時間外労働をさせることはできません。また、労働基準監督署から宿日直勤務の許可を受けずに、「宿日直勤務」を行わせることも出来ません。

このケースでは、職員の申告もあり、電子カルテのログイン・ログアウト等の時刻について調査が求められました。

新ガイドラインにおける「使用者が講ずべき措置」として、「タイムカード、ICカード、パソコンの使用時間の記録等の客観的な記録を基礎として確認し、適正に記録すること。」や、自己申告により労働時間を把握する際は、

「自己申告により把握した労働時間と、入退場記録やパソコンの使用時間等から把握した在社時間との間に著しい乖離がある場合には実態調査を実施し、所要の労働時間の補正をすること。」など労働時間管理の方法について具体的に示されました。部下の実労働時間の確認は、管理者の責務ですので新ガイドラインに沿った運用が求められます。

(3) 割増賃金を支払っていなかった事例

○○医療センター（○○市）が、医師らの夜間や休日の勤務に適切な賃金を支払っていませんでした。

センターは昨年3月、○○労働基準監督署から是正勧告を受け、今年6月までに未払残業代計約1億2千万円の全額を支払いました。未払いだったのは約80人の医師を含む職員計約130人に対する2014年3月〜2年間の残業代でした。

センターは、午後5時15分から翌朝8時半までの夜間や休日の勤務に宿日直手当を適用。救急治療など実際の業務があった時間だけは割増賃金を支払っていましたが、労働基準監督署は、センターの夜間や休日の勤務は負担が少ないとはいえず通常と同様の労働に相当すると判断、待機時間も含め時間外労働として割増賃金を支払うよう求めました。

⇒ポイント

宿日直勤務が「労基法上の宿日直」とは認められなかったケースです。労働基準監督署は、「医療機関における休日及び夜間勤務の適正化について」（平14.3.19 基発第0319007号）や奈良県（医師・割増賃金）事件の判例に基づいて宿日直許可の判断を行っています。宿日直中の実働時間が拘束時間の4割程度以上であれば、宿日直の許可が取り消される可能性が高いと考えられます。宿日直許可が取り消されれば、このケースのように、拘束時間全体が労働時間であると判断されて、待機時間も含め時間外労働として割増賃金を支払うことになります。

7.6 医師の働き方改革推進のために考慮すべきポイント

　今後、医療機関においては、「医師の働き方改革」を適切に推進していくことが、経営上重要な課題となります。そのために、どのような労務管理を行うべきでしょうか。

　医師の働き方改革の推進事例として、昭和大学のケースを紹介します。同大では、附属3病院への労働基準監督署の立入調査において、「労使協定（36条協定）の限度時間を超えて働いている医師がいる」、「救急部門の医師の宿日直は『労基法上の宿日直』として認められない」、「タイムカード打刻漏れが散見されており、勤務実態が適切に把握されていない」という指摘を受け、労働環境改善に取り組みました。

　医師の労働環境の改善にともない、入院時に患者さんに対し、「診療科毎の当直体制を変更すること」、「対象時間帯（平日・土曜：17:00～翌8:30、日曜・祝日：8:30～翌8:30）では、緊急の場合を除き、主治医の対応ができかねる場合があること」、「診療などに関する説明は、診療時間内（8:30～17:00）若しくは医師の指定する時間に合わせてほしいこと」などについて協力をお願いしました。

　勤務環境改善の取組みの重点は、①変形労働時間制の導入、②宿日直体制の変更、③複数主治医制の導入です。労務管理上の対策としては、昭和大学の行ったこの3点に絞られると言えます（**図表7-⑨、7-⑩**）。

　やみくもに、限度時間だけを引き上げることは、我が国の働き方改革の趣旨にそぐわないし、現場の疲弊につながります。

　今後は、各医療機関が宿日直をどのように取り扱うかがポイントとなってきますが、宿日直の拘束時間すべて、若しくは一部を所定労働時間として設定し、変形労働時間制を導入するならば、複数主治医制の検討を行わないと医師

図表7-⑨

変形労働時間制の導入

- 昭和大学は、1週間の所定労働時間を37.5時間として、4週8休制で運営している。科ごとに医師数や診療体制は異なるため、**各科の診療科長もしくは診療科長補佐がシフトを組む役割を担うように決め、1月単位でシフトを組み**、1週間の労働時間は平均で37.5時間となるよう、4週間で150時間、8日休日を基本とし、この範囲で、手術や診療予定などを考えながら、各医師の労働時間を決定した。

出所：2017/11/15付 日経メディカル

図表7-⑩

宿日直体制の変更と複数主治医制の導入

- 毎日、各科から最低1人ずつ当直医を出していたが、これを内科系、外科系に分けて当直をカバーする体制に変更した。

- 「複数主治医制」を積極的に取り入れるようにした。例えば消化器・一般外科では、それまで医師を上部消化管、肝胆膵、下部消化管という3つの領域に分けていたが、これを「α班（上部消化管）」と「β班（肝胆膵、下部消化管）」の2つに分け、各班の全員で担当の患者を診る体制にした。

出所：2017/11/15付 日経メディカル

7.6 医師の働き方改革推進のために考慮すべきポイント

が不足する可能性があります。

　救急現場における宿日直については、「労基法上の宿日直」に当たらない可能性が高いと言われています。しかしながら、救急現場のように頻繁に患者への対応が求められる診療科の宿日直がある一方、対応が少ない診療科の宿日直もあり、その実態は様々であることから、診療科ごとではなく、病院全体で宿日直の体制を見直すという選択肢もあります。

　その場合には、診療報酬施設基準上の専従医師の配置要件などにより、ほかの業務と兼務ができない宿日直医師もいることに注意が必要です。

　それでは、医師に対する適切な労務管理を推進するためには、まず何から手を付ければよいのでしょうか。労働基準監督署の立入調査を受けて、医師の長時間労働に対する指摘を受けたならば真っ先に行うべきことは実労働時間の確認です。

　新ガイドラインに従って実労働時間の確認を行い、実労働時間と自己申告による労働時間の時間数に大きな乖離があれば、実労働時間により適切な時間外手当を支給するよう見直すことが必要です。医師の労働時間に関する解釈について、執拗に労働基準監督官に抗議するなどの行為により、実労働時間の確認が遅れてしまった場合、労働基準監督官の心証が悪くなり、遡及是正になる可能性が高くなるので注意すべきです。速やかに、実労働時間の確認と時間外手当の見直しを行いましょう。実労働時間の確認を行うことは、医師にとっても事務側にとっても大きな負担となりますが、実労働時間の確認をまずは正確に行わないと先へ進むことはできません。実際、何時から何時までどのような診療にあたっているのか。各診療科の宿日直にはどの程度の負荷がかかっているのか。それらを診療科ごとに整理する必要があると思います。

　また、長時間労働があることが確認された場合には、診療科ごとに変形労働時間制の導入を検討しましょう。

　今後、労働行政の規制強化は速いスピードで進んでいくものと思われますが、すでに医師の働き方改革に着手している医療機関もあれば、どのように取り組めばよいかわからない医療機関や働き方改革の必要性をまだ認識していな

い医療機関もあり、温度差があるのが実態なのではないでしょうか。

　立入調査に入る労働基準監督官の多くは、医療機関ごとの現場の実態についてまで理解することは難しいため、立入調査の際に、病院側と話がかみ合わないことはよくあります。医療機関は、24時間体制で運営しており、医師には応招義務があることや医師不足の問題もありますが、そのようなことまで、労働基準監督官が理解することは難しいのが実情です。

　したがって、各医療機関は自主的に現場の実態に合った働き方改革に着手することが必要であり、新ガイドラインに沿った適切な労働時間管理を行うよう早速準備することが必要です。

7.7 医師の働き方に相応しい勤務制度は？

　労働基準法では、柔軟な勤務制度が認められていますので、以下のとおり各々検証してみましょう（**図表7-⑪**）。
　裁量労働制は、「業務の性質上その遂行の手段や時間の配分などに関して使用者が具体的な指示をせず、実際の労働時間数とは係わりなく、労使の合意で定めた労働時間数を働いたものとみなす制度」であり、専門業務型裁量労働制と企画業務型裁量労働制があります。現在のところ大学における研究職（教授・准教授・講師）を除き、勤務医に裁量労働制の適用はありません。医療法人康心会事件（「**7.8 医師の裁量労働制をめぐって争われた事件**」参照）においても勤務医には裁量労働制の適用がないことが改めて確認されています。
　一方、高度プロフェッショナル制度については、対象業務は「高度の専門的知識、技術又は経験を要するとともに、業務に従事した時間と成果との関連性が強くないといった対象業務とするに適切な性質を法定した上で、具体的には省令で規定することが適当である。（**図表7-⑫**）」とされていましたが、労働政策審議会（厚労相の諮問機関）は制度に関する省令案と指針案を了承し、対象は金融商品の開発、金融のディーリング、アナリスト、コンサルタント、研究開発の5業務、年収要件は原則、賞与を除いて1,075万円以上と決定されました。
　医師については、「高度の専門的知識、技術又は経験を要する」業務には該当していますが、「業務に従事した時間と成果との関連性が強くない」業務に該当しているとはいえないことから、勤務医には高度プロフェッショナル制度が適用されなかったのではないかと思われます。
　そもそも労働時間が長時間に及んでいる対象の医師は、「高度の専門的知識、技術又は経験」があるベテラン医師ではなく、若手医師が多いことからもこの制度の対象ではないでしょう。

図表7-⑪

医師の働き方に相応しい制度は？

1	変形労働時間制
2	裁量労働制
3	高度プロフェッショナル制度

図表7-⑫

特定高度専門業務・成果型労働制
（高度プロフェッショナル制度）の創設

- 対象業務···「**高度の専門的知識、技術又は経験**を要する」とともに「**業務に従事した時間と成果との関連性が強くない**」といった対象業務とするに適切な性質を法定した上で、具体的には省令で規定することが適当である。
- 具体的には、金融商品の開発業務、金融商品のディーリング業務、アナリストの業務（企業・市場等の高度な分析業務）、コンサルタントの業務（事業・業務の企画 運営に関する高度な考案又は助言の業務）、研究開発業務等を念頭に、法案成立後、改めて審議会で検討の上、省令で適切に規定することが適当である。

出所：厚労省HP

　以上のことから、これらの勤務制度のうち活用できるのは、現在、変形労働時間制のみとなります。まずは、変形労働時間制を導入する方法を考えてみてはいかがでしょうか。救急部やNICU等における業務は、日中も夜間も業務量

7.7 医師の働き方に相応しい勤務制度は？

に大きな変化がなく、通常の労働が続いている状態であることから「労基法上の宿日直」として認められるケースは極めて低く、変形労働時間制の導入を検討すべきかと思います。

第7章　医師の働き方改革推進の方向性

7.8　医師の裁量労働制をめぐって争われた事件

医療法人康心会事件

> **医療法人Y会事件**
> 最二小判平29.7.7
>
> - 医療法人Yに雇用されていた医師Xが、解雇は無効であるとして雇用契約上の権利を有する地位の確認を求めるとともに、時間外労働及び深夜労働に対する割増賃金の支払いを求めて訴えを起こした事案である。
> - Yとの雇用契約では、年俸1,700万円の年俸契約で、月額給与は約120万円だった（月額給与は本給86万円＋職務手当等34万1,000円で、賞与は本給の3カ月分を原則とする査定支給）。Yの賃金規定では、時間外勤務の対象時間は勤務日の午後9時から翌日の午前8時30分までと休日に発生する緊急業務に要した時間とされる一方、午後5時半〜午後9時に残業をしても割増賃金を上乗せしないとされていた。
>
> ※労働基準法は、1日8時間の法定労働時間を超える残業に対し、通常の1.25倍以上の賃金を支払うよう義務付けている。労使であらかじめ決めた時間を働いたとみなす「裁量労働制」は規制の適用外だが、勤務医は対象に含まれない。

一審の横浜地裁は「命に関わる医師は労働時間規制の枠を超えた活動が求められ、時間数に応じた賃金は本来なじまない」と指摘。好待遇にも言及し、「規定にない時間外賃金は年俸に含まれている」として医療法人Yの主張を認めました。二審・東京高裁も一審の判断を支持したため、X（原告）が上告しました。

最高裁においては、「労基法第37条が時間外労働等について、割増賃金を支払うべきことを使用者に義務付けているのは、使用者に割増賃金を支払わせることによって、時間外労働を抑制し、もって労働時間に関する同法の規定を遵守させるとともに、労働者の補償を行おうとする趣旨によるものである。した

図表7-⑬

割増賃金額が不明な場合は労働基準法違反とされる

- 「年俸に時間外労働等の割増賃金が含まれていることが労働契約の内容であることが明らかであって、割増賃金相当部分と通常の労働時間に対応する賃金部分とに区別することができ、かつ、割増賃金相当部分が法定の割増賃金額以上支払われている場合は労働基準法第37条に違反しないと解される（中略）。なお、年俸に割増賃金を含むとしていても、**割増賃金相当額がどれほどになるのかが不明であるような場合及び労使双方の認識が一致しているとは言い難い場合**については、労働基準法第37条違反として取り扱うこととする」（平12.3.8 基収78）。

がって、割増賃金をあらかじめ基本給等に含める方法で支払う場合においては、通常の労働時間の賃金に当たる部分と割増賃金に当たる部分とを判別することが必要であり、通常の労働の賃金と割増賃金が明確でない限り、時間外労働及び深夜労働に対する割増賃金が支払われたということはできない。（**図表7-⑬**）」と判断し、未払い分の額を算定するため、審理を東京高裁に差し戻しました。

本事件では、午後5時半から9時までの残業に対して割増賃金が支払われなかったことが問題なのです。年俸制であっても管理監督者ないしは裁量労働制の要件を満たさない限り残業代の支払いを免れることはできません。

7.9 医師の働き方改革推進の方向性

(1) 医師の労働時間短縮に向けた緊急的取組みと中間的な論点整理

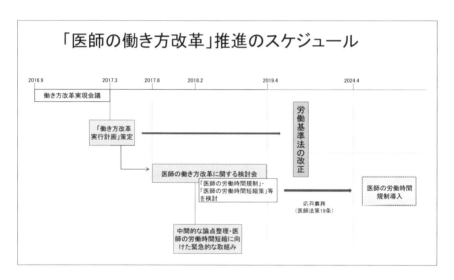

　政府の働き方改革実現会議（議長＝安倍晋三首相）が 2017 年 3 月 28 日に決定した「働き方改革実行計画」を受けて、厚生労働省は同年 8 月に「医師の働き方改革に関する検討会（以下、検討会）」を立ち上げて議論を開始しました。この検討会の課題は、我が国の働き方改革推進のなかで、時間外の労働規制の強化が医療機関にも適用されることを前提としつつ、その規制の具体的な在り方、労働時間の短縮等について検討するものです。検討会では、「病院の勤務医は労働基準法上の労働者である」ことを前提にスタートし、2018 年 2 月 16 日に開催された第 7 回検討会において、これまで各構成員等から出された主な意見が整理され「中間的な論点整理」として取りまとめられるとともに、これまでの議論において明らかとなった医師の勤務実態を踏まえて、その改善のた

めに直ちに取り組むべき事項を明らかにし、取組みを進めていく必要があることから、「医師の労働時間短縮に向けた緊急的な取組」を別添としてとりまとめ、「全医療機関」に対して取組を強く求める方針が打ち出されました（**図表7-⑭、7-⑮**）。

本編では、検討会における議論や報告を踏まえて、「医師の勤務の実態」、「医師の研鑽の必要性」、「残業時間上限規制の導入」、「医師の健康管理」、「医師の働き方改革に関する今後の検討課題」について整理し、筆者が提案する「適切な労働時間管理の在り方」、そして今後の「医師の働き方改革推進の方向性」について取りまとめました。

図表 7-⑭

**医師の働き方改革に関する検討会における中間的な論点整理
「医師の勤務実態の分析状況と今後の検討に関する論点」の主な内容**

(医師の長時間勤務とその要因)
○勤務医約24万人のうち、長時間勤務の実態にある医師の多くは病院勤務医であり、特に20代・30代の男女、40代までの男性医師が特に長時間となっている。
○診療科等では産婦人科、外科、救急科等、臨床研修医、医療機関種類別では大学病院において、特に勤務時間が長くなっており、その要因としては、急変した患者等への緊急対応、手術や外来対応等の延長といった診療に関するもの、勉強会等への参加といった自己研鑽に関するもの等が挙げられる。
○緊急対応、手術や外来対応等の延長をもたらしているのは、救急搬送を含め診療時間外に診療が必要な患者や、所定の勤務時間内に対応しきれない長時間の手術、外来の患者数の多さ、医師はそれらに対応しなければならないとする応召義務の存在、タスク・シフティング(業務の移管)が十分に進んでいない現場の勤務環境、個々の医師の職業意識の高さ、等であると考えられる。こうした患者対応に伴う事務作業が多いことも要因一つとして指摘されている。
○患者側の都合により診療時間外での患者説明に対応せざるをえない、診療時間外の看取り時でも主治医がいることが求められる等によっても時間外勤務が発生している。
○さらに、こうした医師の長時間勤務の背景には、地域や診療科による医師の偏在があると考えられるため、医師が不足する地域や診療科においては、一人ひとりの医師にかかる負担も大きくなっていると考えられる。

(応召義務に関する意見)
○医師法(昭和23年法律第201号)第19条に定める応召義務については、社会情勢、働き方、テクノロジーが変化してきている中で、今後の在り方をどのように考えるか、個人ではなく組織としての対応をどう整理するかといった観点から、諸外国の例も踏まえ、検討してはどうか。

7.9 医師の働き方改革推進の方向性

(タスク・シフティング等に関する意見)
○医師が実施している業務の中には、他職種へのタスク・シフティング(業務の移管)が可能な業務も一定程度あることが明らかとなっているが、移管の状況は、個々の医療機関によって取組に差がある。
○医師の長時間労働を構成する業務を洗い出し、医師以外の職種へのタスク・シフティング(業務の移管)やタスク・シェアリング(業務の共同化)を推進していくべきとの意見があった。

(自己研鑽に関する意見)
○自己研鑽に関しては、一般診療における新たな知識の習得のための学習、博士の学位を取得するための研究や論文作成、専門医を取得するための症例研究や論文作成、手技を向上させるための、手術の見学等がある。しかし、具体的にどのようなことを行うと労働時間に該当し、逆に労働時間に該当しないものはどういうものなのかについて関係者間で共通認識がなく、個々の医師の勤務時間中、労働基準法上の労働時間に当たる時間がどれであるかの判断が困難になっている。
○この点については、医師は患者に対して質の高い医療を提供するために、使用者の指示とは関係なく自己研鑽に努める倫理観を強く持っており、労働に該当するかどうかの切り分けが困難であるとの意見や、労働ではなくあくまで「自己研鑽」であるとの意見がある一方、医師以外の高度な専門職にも共通する課題ではないかという意見もあった。

(宿日直許可に関する意見)
○宿日直については、頻繁に患者への対応が求められる当直がある一方で、対応が少ない当直もあり、医療機関や診療科によってその実態は様々であるとの指摘がある。
○現行の労働基準法に基づく宿日直許可基準に照らすと、現在現場で行われている医療法に基づく宿日直のほとんどがこれに該当しない可能性があることから、基準の見直しが必要ではないかとの意見がある一方、現行の基準を維持すべきとの意見や、現行の基準の考え方を維持しつつ実態を踏まえた新たな取扱いを検討してはどうか。

図表 7-⑮

―医師の労働時間短縮に向けた緊急的な取組―

平成 30 年 2 月 27 日
医師の働き方改革に関する検討会

　医師の働き方改革に関する検討会においては、医師の時間外労働規制の施行を待たずとも、勤務医を雇用する個々の医療機関が自らの状況を踏まえ、できることから自主的な取組を進めることが重要と考え、以下のとおり、医師の労働時間短縮に向けた緊急的な取組をとりまとめた。このうち、1～3 については、現行の労働法制により当然求められる事項も含んでおり、改めて、全医療機関において着実に実施されるべきである。
　これらの取組は、一人ひとりの医師の健康やワーク・ライフ・バランスの確保と、医療の質・安全の向上のためにこれまでとは異なる新しい働き方を生み出していくこと、若手医師のキャリア形成を応援できる勤務環境を整えていくための第一歩である。そのため、医療機関において経営や組織運営全般に責任を持つ立場や、個々の医療現場の責任者・指導者の立場にある医師が主体的に取り組めるよう支援していくことが重要である。
　したがって、医療機関の自主的な取組を基本としつつ、厚生労働省による好事例の積極的な発信、各種補助金による医療機関への財政的支援、都道府県に設置されている医療勤務環境改善支援センターの労務管理アドバイザーの訪問などによる積極的な相談支援、各病院団体等による支援がなされることが重要であり、そのような取組を強く求めるとともに、実施状況を今後の議論の参考としたい。
　また、医師の負担軽減や勤務環境の改善に資する診療報酬での対応を図ることは重要である。
　さらに、医師の勤務負担の軽減、労働時間の短縮に向けては、患者やその家族である国民の理解が欠かせない一方、医療を必要とする人が受診しづらい、受診を控えざるをえないといった無理を強いる事態を招かないよう、適切な周

知と理解がなされることが不可欠である。国民の理解を適切に求めていく周知の具体的な枠組みについて、厚生労働省において早急に検討されるよう求める。

1 医師の労働時間管理の適正化に向けた取組

労働時間短縮に向けた取組を行う上では実態を把握することが重要であることから、まずは医師の在院時間について、客観的な把握を行う。ICカード、タイムカード等が導入されていない場合でも、出退勤時間の記録を上司が確認する等、在院時間を的確に把握する。

2 36協定等の自己点検

36協定の定めなく、また、36協定に定める時間数を超えて時間外労働をさせていないかを確認する。また、医師を含む自機関の医療従事者とともに、36協定で定める時間外労働時間数について自己点検を行い、業務の必要性を踏まえ、長時間労働とならないよう、必要に応じて見直しを行う。自己点検に当たっては、診療科ごとの実態の違いを考慮した複数の定めとする対応も検討する。あわせて、就業規則等の労働関係法令上作成が求められる書類についても各医療機関で内容を確認した上で、自己点検後の36協定等を適用対象である医師に対してきちんと周知する。

3 既存の産業保健の仕組みの活用

労働安全衛生法に定める衛生委員会や産業医等、既存の産業保健の仕組みが設置されていても十分に活用されていない実態を踏まえ、活用を図ることとし、長時間勤務となっている医師、診療科等ごとに対応方策について個別に議論する。その上で、労働時間短縮の具体的な対策として4・6に掲げる事項等について検討する。

4 タスク・シフティング（業務の移管）の推進

各医療機関においては、医師の業務負担軽減のため、他職種へのタスク・シフティング（業務の移管）を推進する。
○初療時の予診

○検査手順の説明や入院の説明
○薬の説明や服薬の指導
○静脈採血
○静脈注射
○静脈ラインの確保
○尿道カテーテルの留置（患者の性別を問わない）
○診断書等の代行入力
○患者の移動等については、平成19年通知（※）等の趣旨を踏まえ、医療安全に留意しつつ、原則医師以外の職種により分担して実施することで、医師の負担を軽減する。さらに、各医療機関において労働時間が長い医師について、その業務の内容を再検討し、上記3の仕組みも活用しつつ、関係職種で可能な限り業務分担が図れるよう検討を行う。

　また、特定行為研修を修了した看護師を有効に活用し、タスク・シフティングを進めている医療機関があるという実態を踏まえ、特定行為研修の受講を推進するとともに、生産性の向上と患者のニーズに対応するため、特定行為研修を修了した看護師が適切に役割を発揮できるよう業務分担等を具体的に検討することが望ましい。

　特に大学病院においては、今回緊急に実施した調査結果において他の病院団体よりもタスク・シフティングが進んでいなかった現状を踏まえ、上記取組を一層推進する。

（※）「医師及び医療関係職と事務職員等との間等での役割分担の推進について」（平成19年12月28日医政発第1228001号厚生労働省医政局長通知）

| 5　女性医師等に対する支援 |

　医師が出産・育児、介護等のライフイベントで臨床に従事することやキャリア形成の継続性が阻害されないよう、各医療機関において、短時間勤務等多様で柔軟な働き方を推進するなどきめ細やかな対策を進める。

| 6　医療機関の状況に応じた医師の労働時間短縮に向けた取組 |

　1〜5については、勤務医を雇用するすべての医療機関において取り組むこと

を基本とするが、これ以外に、各医療機関の置かれた状況に応じた医師の労働時間短縮に向けた取組として、
○勤務時間外に緊急でない患者の病状説明等の対応を行わないこと
○当直明けの勤務負担の緩和(連続勤務時間数を考慮した退勤時刻の設定)
○勤務間インターバルや完全休日の設定
○複数主治医制の導入など各医療機関・診療科の特性を踏まえた取組を積極的に検討し、導入するよう努める。

(2) 医師の勤務の実態

　検討会において、「医師の勤務実態及び働き方の意向等に関する調査研究」の結果が報告されました。これは1週間の勤務状況について全国16,000人の医師を対象に行われたものであり、「診療時間」、「診療外時間」、「待機時間」を集計して勤務時間と表記しています。当直中の実労働時間は、「診療時間」に、当直中の不活動仮眠時間は「待機時間」に含まれ、「診療外時間」は、自己研鑽や研究、会議等に要した時間を指しています。なお、オンコールの待機時間については、除外しています。

　「週当たり勤務時間60時間以上の病院常勤医師の診療科別割合」によると、産婦人科や外科では53.3％、46.6％、救急科では47.5％、臨床研修医では48％の医師の勤務時間が1週間に60時間以上に及んでいることがわかりました（**図表7-⑯**）。

○医師の勤務の特徴

　「医師の労働の特徴は、①労働の非連続性（いつ呼ばれるかわからない、すきま時間で何かをしなければならない、容態によって自分の労働時間をコントロールできない等）、②労働内容の多様性（臨床、教育、研究、事務的な作業、自己研鑽）、③労働人材の偏在（年代、性別、診療科、地域の偏在）の3つにまとめられるのではないか。」

○救急科の勤務時間が長くなる要因

　週当たり勤務時間60時間以上の医師が47.5％を占める救急科の特徴について、「救急科はカバーする範囲が広いことから、根本的なスタッフ不足と患者数過多に陥っている。救急搬送されてくるタイミングや重症度は予想できないので、突然手をとられることが多い。急変や救急搬送、緊急手術の場合は、病棟業務が後回しになるので、結果的に長時間労働・長時間勤務を余儀なくされる。連続勤務による作業効率の低下や、また、そうした時間帯

図表7-⑯

週当たり勤務時間60時間以上の病院常勤医師の診療科別割合

○診療科別週当たり勤務時間60時間以上の割合でみると、診療科間で2倍近くの差が生じる。
○診療科別週当たり勤務時間60時間以上の割合は、産婦人科で約53%、臨床研修医48%、救急科約48%、外科系約47%と半数程度である。

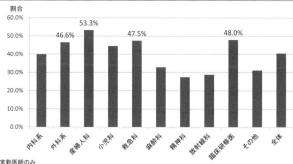

※ 病院勤務の常勤医師のみ
※ 診療時間：外来診療、入院診療、在宅診療に従事した時間。診療外時間：教育・自己研修、会議・管理業務に従事した時間。待機時間：当直の時間（通常の勤務時間とは別に、院内で待機して応召患者に対して診療等の対応を行う時間。実際に患者に対して診療等の対応を行った時間は診療時間にあたる。）のうち診療時間及び診療時間以外の時間。勤務時間：診療時間、診療外時間、待機時間の合計（オンコールの待機時間は勤務時間から除外した。オンコールは、通常の勤務時間とは別に、院外に待機して応召患者に対して診療等の対応を行うこと）。
※「医師の勤務実態及び働き方の意向等に関する調査」（平成28年度厚生労働科学特別研究「医師の勤務実態及び働き方の意向等に関する調査研究」研究班）結果を基に医政局医事課で作成
出所：第2回医師の働き方改革に関する検討会資料

に、結局、書類を後回しすることになるので、効率が低下するということ。加えて勤務時間が長いことを問題と考えない文化がある。勤務時間が健康被害をもたらす実感がないことなどが挙げられる。」（救急科・後期研修医師の立場から）

○外科（心臓血管外科）の勤務時間が長くなる要因

週当たり勤務時間60時間以上の医師が46.6％の外科のなかでも長時間の手術時間を要する心臓血管外科の特徴について、「地方病院における心臓血管外科の研修医時代は、ベテランの執刀医と研修医の2人体制でもあり、術後の患者を診ることも含めすべてを自分でやらなければならなかった。当直は義務としては10回前後だったが、実際には月に20回程度やっていた。術後の集中治療室は、特に負担だった。手術や病棟業務の合間をぬって手術の

勉強やビデオを見るといった自己研鑽をしていた。心臓血管外科医の勤務時間には、将来手術をするためのトレーニングにつながるもの（手術への参加、診察、術後の内服治療等、自己研鑽等）と、そうでないもの（単純な指示の入力、ガーゼ交換等の簡単な手技等）があり、前者は減らすべきでないが、後者は減らせるとよいと考えている。患者に対する説明は、信頼関係のために削る必要はないと思う。人の命がかかっているため勤務時間が長くなるのはやむをえない部分もあり、長時間勤務である医師の方が周囲から信頼される傾向にある。」（外科医の立場から）

○年代別、男女別の労働時間の比較

　次に「年代別、男女別の週当たり勤務時間60時間以上の病院常勤医師の割合」の調査では、男女とも20代の医師が最も高い。

　その要因として、「後期研修医以降になると、実践力としてカウントされるために、病棟の重大な判断や専門性の高い処置、手術以外は、基本的に全て任せられることになる。そのため、初期研修の先生方よりも主体的に動いて責任を負うことで、逆に仕事量もふえて、必然的に勤務時間は長くなっているのではないか」（救急科の後期研修医師）という報告がありました。後期研修医師は20代後半の年齢層の医師がほとんどであることから、20代の年齢層における勤務時間60時間以上の医師の割合は高い（**図表7-⑰**）。

　勤務時間の男女別の割合について、20代ではそれほど差はありませんが、30代、40代の医師においては大幅な差が生じています。50代の医師ではその差が縮まり、60代以上では差は僅かです。

　労働時間に関して、女性の年代別に差が生じているのは子育てがその要因として考えられます。

　「性別・子供の有無別の年代別週当たり勤務時間」の調査では、20代から40代の子供のいる女性医師の勤務時間は、他の年代と比較して短くなっていますが、50代以降では、子供のいる女性は勤務時間が増加し、その他の区分と同程度の勤務時間となります。また、男性は、子供がいても子供がい

7.9 医師の働き方改革推進の方向性

図表7-⑰

年代別、男女別の週当たり勤務時間60時間以上の病院常勤医師の割合

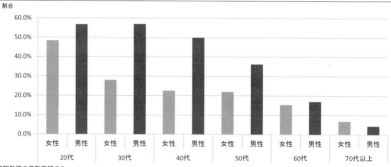

○いずれの年代においても男性の割合が女性よりも多い。
○20代では、週当たり勤務時間60時間以上の割合は、男女で大きな差は見られないが、30代～50代の男女では差が大きく、60代以降では差が小さくなる。

※ 病院勤務の常勤医師のみ
※ 診療時間:外来診療、入院診療、在宅診療に従事した時間。診療外時間:教育、研究・自己研修、会議・管理業務等に従事した時間。待機時間:当直の時間(通常の勤務時間とは別に、院内に待機して応急患者に対して診療等の対応を行う時間。実際に患者に対して診療等の対応を行った時間は診療時間にあたる。)のうち診療時間及び診療外時間以外の時間。勤務時間:診療時間、診療外時間、待機時間の合計(オンコールの待機時間は勤務時間から除外した。オンコールは、通常の勤務時間とは別に、院外に待機して応急患者に対して診療等の対応を行うこと)。
※「医師の勤務実態及び働き方の意向等に関する調査」(平成28年度厚生労働科学特別研究「医師の勤務実態及び働き方の意向に関する調査研究」研究班)結果を基に医政局医事課で作成

出所:第2回医師の働き方改革に関する検討会資料

なくても余り勤務時間が変わらないといった傾向が見られます(**図表7-⑱**)。

○大学病院の特徴

　大学病院と医療機関全体の勤務時間平均を比較すると、週当たり勤務時間は、大学病院が約64時間と長い勤務時間となっていますが、診療時間については、大学病院は医療機関全体に比してわずかに短く、逆に診療外時間は長い傾向にあります。医療機関全体では診療外時間が勤務時間の19％程度を占めていますが、大学病院においては勤務時間の27％を占めています(**図表7-⑲**)。

　「大学病院は、大きく分けて臨床、研究、教育、経営の4つの柱で成り立っていて、臨床であれば、入院の業務で手術とか病棟管理です。病棟管理であれば診察他、書類やカルテ記載とかがあります。研究ならば実験や、論文

第7章 医師の働き方改革推進の方向性

図表7-⑱

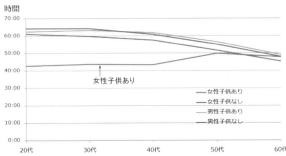

性別・子供の有無別の年代別週当たり勤務時間

○20代〜40代の子供のいる女性医師の勤務時間は他と比較して短いが、50代以降はその他の区分と同程度の勤務時間となる。
○子供のいる女性は、50代から勤務時間が増加するが、その他の区分は、年代が上がるにつれ勤務時間は短くなる。

※ 病院勤務の常勤医師のみ
※ 診療時間：外来診療、入院診療、在宅診療に従事した時間。診療外時間：教育、研究・自己研鑽、会議・管理業務等に従事した時間。待機時間：当直の時間（通常の勤務時間とは別に、院内に待機して応急患者に対して診療等の対応を行う時間。実際に患者に対して診療等の対応を行った時間は診療時間にあたる。）のうち診療時間及び診療外時間以外の時間。勤務時間：診療時間、診療外時間、待機時間の合計（オンコールの待機時間は勤務時間から除外した。オンコールは、通常の勤務時間とは別に、院外に待機して応急患者に対して診療等の対応を行うこと）。
※「医師の勤務実態及び働き方の意向等に関する調査」（平成28年度厚生労働科学特別研究「医師の勤務実態及び働き方の意向等に関する調査研究」研究班）結果を基に医政局医事課で作成

出所：第2回医師の働き方改革に関する検討会資料

執筆、学会発表など。
　経営に関しては年次が上がるごとに、経営改善委員会、広報委員会、医療材料の購買委員会などの様々な業務が増えていきます。教育では、医学生に対する教育だけではなく、患者さんに対する医学教育、市民の方々に対する教育も、重要な仕事と考えています。」（大学病院勤務医の立場から）
　大学病院では、研究、経営、教育に費やす時間が長くなるため、他機能の病院に比べて診療外時間の割合が高くなっていると考えられます。

○都市と地方の比較
　次に、「都市部・地方部別・年代別の病院常勤医師の週当たり勤務時間」の比較です。都市部の定義としては、東京都23区、政令指定都市、県庁所在地に病院が存在する医師。地方部はそれ以外の医師で分析しています。都

7.9 医師の働き方改革推進の方向性

図表7-⑲

病院常勤医師の医療機関種類別の週当たり勤務時間

○週当たり勤務時間は、大学病院が約64時間と長い
○診療時間・待機時間は、医療機関種類別によって大きな差はないが、大学病院において診療外時間が約17時間半と特に長く、勤務時間に占める割合も約27%と高い。

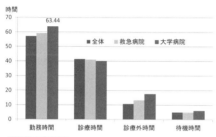
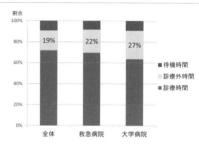

病院勤務の常勤医師のみ

※ 診療時間：外来診療、入院診療、在宅診療に従事した時間。診療外時間：教育、研究・自己研修、会議・管理業務等に従事した時間。待機時間：当直の時間（通常の勤務時間とは別に、院内に待機して応急患者に対して診療等の対応を行う時間。実際に患者に対して診療等を行った時間は診療時間にあたる。）のうち診療時間及び診療外時間以外の時間。勤務時間：診療時間、診療外時間、待機時間の合計（オンコールの待機時間は勤務時間から除外した。オンコールは、通常の勤務時間とは別に、院外に待機して応急患者に対して診療等の対応を行うこと）。
※「医師の勤務実態及び働き方の意向等に関する調査」（平成28年度厚生労働科学特別研究「医師の勤務実態及び働き方の意向等に関する調査研究」研究班）結果を基に医政局医事課で作成

出所：第2回医師の働き方改革に関する検討会資料

　市部、地方部とも診療時間、診療外時間、待機時間の割合は余り変わりありませんが、週当たり勤務時間は、地方部のほうが少ない傾向にあります。それは、どの年代でも少ない傾向が見られます（**図表7-⑳**）。

○当直回数と診療時間の実態

　続いて、「病院常勤医師の月当たり当直回数の割合」の調査です。医師全体のうち、当直を行っていない医師は46%、月1～4回の当直をしている医師は42%。5～8回が10%。9回以上が2%でした。1～4回というのは、若手医師が多いと考えられますが診療時間は44時間、待機時間は6時間程度です。月9回以上当直した医師は、1回～4回、5回～8回と比して診療時間や診療外時間に余り差がありませんが、待機時間は大幅に伸びるという実態が報告されました（**図表7-㉑**）。

　当直回数が少ない医師は、実労働時間が長く待機時間は短い。一方、当直

第7章 医師の働き方改革推進の方向性

図表7-⑳

都市部・地方部別・年代別の病院常勤医師の週当たり勤務時間

○都市部と地方部とでは、週当たり勤務時間は地方部の方が少ない傾向にある。

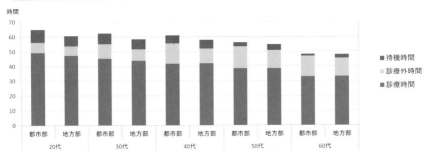

※ 病院勤務の常勤医師のみ ※ 都市部は、東京都23区、政令指定都市、県庁所在地とした。地方部は、都市部以外とした。
※ 診療時間:外来診療、入院診療、在宅診療に従事した時間。診療外時間:教育、研究・自己研修、会議・管理業務等に従事した時間。待機時間:当直の時間(通常の勤務時間とは別に、院内に待機して応急患者に対して診療等の対応を行う時間。実際に患者に対して診療等の対応を行った時間は診療時間にあたる。)のうち診療時間及び診療外時間以外の時間。勤務時間:診療時間、診療外時間、待機時間の合計(オンコールの待機時間は勤務時間から除外した。オンコールは、通常の勤務時間とは別に、院外に待機して応急患者に対して診療等の対応を行うこと)。
※「医師の勤務実態及び働き方の意向等に関する調査」(平成28年度厚生労働科学特別研究「医師の勤務実態及び働き方の意向等に関する調査研究」研究班)結果を基に医政局医事課で作成
出所:第2回医師の働き方改革に関する検討会資料

図表7-㉑

病院常勤医師の月当たり当直回数の割合

○月当たり当直回数が0回の医師は46%、1～4回は42%、5～8回は10%である。
○当直回数が増加すると、診療時間と診療外時間には大きな変化はないが、待機時間が顕著に増加する。

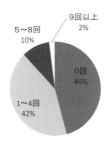
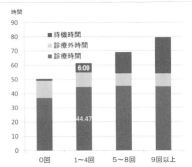

※ 病院勤務の常勤医師のみ
※ 診療時間:外来診療、入院診療、在宅診療に従事した時間。診療外時間:教育、研究・自己研修、会議・管理業務等に従事した時間。待機時間:当直の時間(通常の勤務時間とは別に、院内に待機して応急患者に対して診療等の対応を行う時間。実際に患者に対して診療等の対応を行った時間は診療時間にあたる。)のうち診療時間及び診療外時間以外の時間。勤務時間:診療時間、診療外時間、待機時間の合計(オンコールの待機時間は勤務時間から除外した。オンコールは、通常の勤務時間とは別に、院内に待機して応急患者に対して診療等の対応を行うこと)。
※「医師の勤務実態及び働き方の意向等に関する調査」(平成28年度厚生労働科学特別研究「医師の勤務実態及び働き方の意向等に関する調査研究」研究班)結果を基に医政局医事課で作成

出所:第2回医師の働き方改革に関する検討会資料

7.9 医師の働き方改革推進の方向性

図表7-㉒

当直時間の内訳(他計式)【診療科別】

○診療科によって、入院診療・救急外来等の割合に違いがある。

	平均時間(時:分)						構成割合					
	内科	外科	産婦人科	小児科	救急科	初期研修医	内科系	外科系	産婦人科	小児科	救急科	初期研修医
診察	7:05	6:16	6:27	5:20	6:46	6:23	45.3%	40.6%	40.9%	34.1%	43.6%	41.1%
入院診療	3:26	4:28	4:41	3:08	1:35	1:35	22.0%	28.9%	29.7%	20.1%	10.2%	10.2%
一般外来診療	0:13	0:14	1:09	0:12	0:00	0:00	1.5%	1.6%	7.4%	1.3%	0.0%	0.1%
救急外来診療	3:25	1:33	0:35	1:59	5:11	4:47	21.9%	10.0%	3.8%	12.7%	33.4%	30.8%
在宅診療・往診	0:00	0:00	0:00	0:00	0:00	0:00	0.0%	0.0%	0.0%	0.0%	0.0%	0.0%
診療外	1:44	1:38	1:11	2:40	1:38	0:57	11.1%	10.6%	7.6%	17.1%	10.5%	6.2%
自己研修	0:08	0:16	0:09	0:41	0:30	0:46	0.9%	1.8%	1.0%	4.4%	3.2%	5.0%
教育	0:33	0:16	0:06	0:43	0:12	0:10	3.6%	1.8%	0.7%	4.7%	1.4%	1.2%
研究	0:52	0:55	0:36	0:44	0:18	0:00	5.6%	6.0%	3.8%	4.8%	2.0%	0.0%
その他	0:09	0:09	0:20	0:30	0:00	0:36	1.0%	1.0%	2.1%	3.3%	3.9%	0.0%
休憩	6:13	6:59	7:49	7:10	6:41	8:00	39.7%	45.2%	49.6%	45.9%	43.0%	51.5%
うち仮眠	4:39	5:28	5:42	5:41	4:38	6:37	29.7%	35.4%	36.2%	36.4%	29.8%	42.6%
その他	0:35	0:33	0:18	0:26	0:26	0:11	3.8%	3.6%	2.0%	2.8%	2.8%	1.2%
合計	15:38	15:27	15:47	15:37	15:32	15:32	100%	100%	100%	100%	100%	100%
医師数	19人	24人	8人	10人	5人	6人						

出所:平成29年度厚生労働行政推進調査事業費「病院勤務医の勤務実態に関する研究」(研究代表者 国立保健医療科学院種田憲一郎)研究班において集計
出所:第8回医師の働き方改革に関する検討会資料

回数が多い医師は、待機時間が長く、実働時間が短い傾向にあるといえます。

当直時間中、断続的に診療を行っている医師もいる一方、一般的ないわゆる寝当直の医師もいるのが実態ではないでしょうか。

また、検討会に提出された「病院勤務医の勤務実態に関する研究(タイムスタディ調査)」による「当直時間の内訳(他計式)【診療科別】」の調査結果によると、診療科により入院診療・救急外来診療等の割合に違いがあることがわかります。外科系・産婦人科は診療時間のうち入院診療の占める割合は他科と比して高い。逆に内科系・救急科については救急外来診療の占める割合が他科と比して高いことがわかります(**図表7-㉒**)。

(3) 医師の研鑽の必要性

図表7-㉓は「病院勤務医の勤務実態に関する研究(タイムスタディ調査)」による「自己研修・研究の時間(他計式)」の調査結果です。

自己研修・研究の時間の割合は平均時間1時間30分程度で、「当直あり」の

第7章 医師の働き方改革推進の方向性

図表7-㉓

自己研修・研究の時間（他計式）

○自己研修・研究の時間の割合は、平均時間は、合計1時間30分程度であるが、最大11時間19分、最小0時間であり、かなりばらつきがある

		平均時間（時：分）			構成割合		
		全体	当直あり	当直なし	全体	当直あり	当直なし
診察		14:30	18:57	8:29	62.5%	59.2%	75.3%
診療外		2:44	3:33	1:37	11.8%	11.1%	14.5%
自己研修		0:37	0:46	0:25	2.7%	2.4%	3.8%
研究		0:50	1:06	0:28	3.6%	3.5%	4.3%
休憩		5:04	8:16	0:45	21.9%	25.8%	6.8%
その他		0:52	1:14	0:23	3.8%	3.9%	3.4%
合計		23:11	32:01	11:16	100%	100%	100%
医師数		155人	89人	66人			
自己研修	最大値	9:34	9:34	5:00			
	最小値	0:00	0:00	0:00			
研究	最大値	8:10	8:10	5:17			
	最小値	0:00	0:00	0:00			
自己研修	最大値	11:19	11:19	6:06			
＋研究	最小値	0:00	0:00	0:00			

※平成29年度厚生労働行政推進調査事業費「病院勤務医の勤務実態に関する研究」（研究代表者 国立保健医療科学院種田憲一郎）研究班において集計

出所：第8回医師の働き方改革に関する検討会資料

　自己研修・研究の時間が長いのは、当直中の不活動時間に、自己研修・研究を行っているからでしょう。個人情報を院外に持ち出すことはできませんので自己研修・研究は院内で行う必要があります。

　「医師の養成や技術取得のための自己研鑽の必要性をどのように考えるか？」という質問に対して以下のような意見がありました。
・診療技術、研究、教育などの自己研鑽をすることによって、今の医療そのものが向上することにつながっている。例えば、研究であればイノベーションにつながり、こういった活動なしには日本の医療技術の発展もないと思う。また、教育についても、このような教育活動があることで今の医療

の質が保たれていて、次に続いて新しい医学生が医師になって、継続性が続いていくものと考えている。
- 未熟な技術は、一瞬で患者の命を奪うということをもう一度、再確認を一緒にしていただきたい。可能な限り研鑽に励み、技術向上を行うべきである。
- 自己研鑽は、常に必要で臨床医にとっては重要なことだと思います。ただ、仕事の一環と言いたいところですが、区別や勤務時間としての扱いは難しいのが現状で、例えば本やセミナーで勉強されるドクターの方も多いですが、それ以上に実際の診療行為で経験から研鑽されることも大変多いかと思っております。例えば、私の場合は重症患者を担当して、泊まり込みで診療する際にも、絶え間なく患者の診療をしているというよりは、短時間での評価を繰り返すという形態なので、その間は勉強とか調べ物をしたり、仮眠をとったり読書をしたりしています。これを時間外労働とまとめていいのか、仮眠とか勉強の時間は除くべきなのかというのは、やはりグレーゾーンで難しいところかなと思っています。
- 医療は自己研鑽が重要ということを踏まえ、その中身を十分精査する必要がある。例えば自己研鑽と言いながら、それが診療報酬上評価されるのであれば、果たして自己研鑽と言えるのかという観点からも考えていく必要がある。また、「論文執筆や学会発表等」といっても、医師だけではなく、ほかの分野でも当然ある項目ということからすると、ここで医師の特殊性というものをどこまで言えるのか、他業種との比較をして考えるべきだろうと思う。

(4) 残業時間上限規制の導入

「残業時間の上限についてどのように考えるか？」という質問に対して、以下のような意見がありました。
- 勤務時間制限をしっかりと守って、かつ医療の質を担保できるだけの資金

や医師数が確保できない状態で上限規制を設けても、各病院が存続のために抜け道を見つけて長時間勤務や無休勤務を強いる形を誘発しかねない。上限規制を無理やりやれば有名無実になる。上限規制が有名無実とならないとしたら、現状では医療の質を下げざるを得ないのではないか。
・上限規制については慎重かつ柔軟に行ってほしい。医師の仕事というのは、労働と言われる部分と自己研鑽という部分が非常にモザイク状に存在していて、簡単には割り切れないような仕事である。一方で、単純労働も存在する。また、自己研鑽に当たる時間を規制することは、将来の医療の発展の停滞を招くのではないか。上限規制により、自己研鑽の時間が規制されることによって研究時間が減少したり、また医学生に対する教育の時間も減少することになる可能性がある。労働時間、特に自己研鑽の時間を規制するのではなく、労働そのもの、健康に関することの労働時間に関しては適正化を行うことが必要ではないか。
・医師数が多ければ勤務時間を短縮することも可能であるが、心臓外科では医師数が2〜4人という病院がほとんどであり、当直は週2回以上、オンコールは2日に1回以上という病院も多いため、時間外労働の上限規制はかけにくいのではないか。

○残業時間上限規制の導入による医療機関への影響

　全国自治体病院協議会が全国の会員病院に対して実施した「医師の働き方の実態及び労務管理等に関するアンケート調査」についての結果が報告されました。「政府が予定している罰則付きの時間外労働規制（年間720時間）の範囲内で稼働させた場合にどのような診療体制になるのか」という質問に対して200床未満、200床以上に分けて課題・問題点が抽出されました（**図表7-㉔、7-㉕**）。

7.9 医師の働き方改革推進の方向性

図表7-㉔

労働基準法の範囲内※で稼働させた場合における診療体制への影響（200床未満）
※ 政府が予定している罰則付きの時間外労働規制の年間720時間の範囲内

医療体制の縮小・医師の増員など

- 救急患者受け入れ態勢が心配。
- 有床診療所化。
- 二次救急体制の縮小、在宅訪問診療数の縮小。
- 一次救急施設の取り下げ。また、急性期医療病床を慢性期病床へ変更が必要。
- 病棟の閉鎖、救急車の受け入れ制限。
- 病床20%減、外来患者数については影響なし。
- 夜間・休日の当直を振替休日とした場合、外来及び入院診療の1割程度の規模縮小となる。
- 診療科によっては、大幅な規模縮小が必要と考えられる。
- 現状を維持するためには、医師数を増員させる必要がある。
- 医師は、本来の診療以外にも、適切な病院運営を行うための様々な課題について協議する場に必要不可欠である。特に200床未満の小規模病院にとっては病院運営そのものが立ち行かなくなる可能性もあると考える。

出所：第4回医師の働き方改革に関する検討会資料

図表7-㉕

労働基準法の範囲内※で稼働させた場合における診療体制への影響（200床以上）
※ 政府が予定している罰則付きの時間外労働規制の年間720時間の範囲内

医療体制の縮小・医師の増員など

- 救急医療、周産期医療の制限、緊急時手術等の制限、過疎地域医療の制限等。
- 相当な診療規模の縮小が必要と考えられる。
- 臨時・緊急手術、時間外診療の対応が2～3割程度縮小する。
- 病床数においては3～4割程度の削減が必要と考えられる。
- 二次救急業務の維持が困難。
- 手術件数の縮小→現行は4,000件/年であるが、その1/2程度。
- 診療科にもよるが、1人当たり年間1,800時間を超える時間外勤務を行っている科もあることから、概ね2割～3割程度の診療規模縮小を余儀なくされる恐れがある（具体的な縮小方法は未検討）。
- 救急病院返上、診療科を選別し総合病院も返上等が考えられる。
- 宿直時間帯を全て勤務時間として扱われることになれば、変形労働時間制を導入せざるを得ず、その際は、医師が3人の診療科では 外来体制は3人→1人となる。
- 当院は、二次・三次救急医療を担う病院とされているが、休日・時間外における救急医療については、医師の当直体制により実施しており、当直する医師が院内に待機している時間を勤務時間と見なすこととされた場合には、所定の時間外勤務時間の枠内に収めることは不可能であるため、休日・時間外の救急業務は実施できなくなるものと考える。

出所：第4回医師の働き方改革に関する検討会資料

(5) 医師の健康管理

○医師の長時間労働の法規制に関する若手医師と医学生からの提言書

「『壊れない医師・壊さない医療』を目指して」（若手医師・医学生の意見を取りまとめた提言書）より調査結果と提言内容が以下の通り報告されました。

> 2017年11月に大学卒業後10年以下の若手医師と医学生を対象に行った「医師の長時間労働の法規制について」のオンラインアンケート調査について、若手医師が533名、医学生が288名から返答がありました。
>
> 若手医師の7割が労働基準法の遵守ができていないと答えております。その理由としては、業務量の多さや医療提供体制の問題、長時間労働を美徳とする医師の慣習や封建的な風潮を指摘するものが多くあり、医師が労働基準を遵守できるような医療提供体制の構築が必要であると考えられます。また、多くの若手医師と医学生が現行の労働基準について理解していないことがわかりました。卒前後の医学教育にて、労働基準を理解し、それを遵守する必要性を学ぶ機会を設けることをお願いしたいと思います。
>
> また、「医師の健康診断や休息の確保」、「医師の抑うつやバーンアウト、自殺を予防する対策」、「医師の子育て支援とキャリア支援」、「研修の質の確保」の4点については、若手医師と医学生がともに90%以上が必要であると答えています。長時間労働の是正に当たり、これらの4点については、若手医師や医学生にとって切実な問題であり、対策をお願いしたいと思っています（**図表7-㉖、7-㉗**）。
>
> これらの課題に関して、国民や行政、立法、医師会などが協力して、包括的かつ長期的な目標を設定し、実質的に医師が労働基準法を守れるような労働環境を、段階的にでも長期間がかかっても実現していっていただけるようにお願い申し上げます。たとえ改革に時間がかかったとしても、医師にとって労働基準法があってないようなものということになってはいけないと考えています。そして、私たちもこれまでのように無関心であって

7.9 医師の働き方改革推進の方向性

図表7-㉖

医師の長時間労働の法規制に関する若手医師と医学生からの提言書

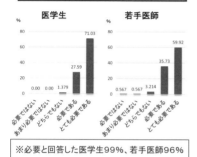

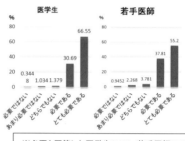

出所：第5回医師の働き方改革に関する検討会資料

図表7-㉗

医師の長時間労働の法規制に関する若手医師と医学生からの提言書

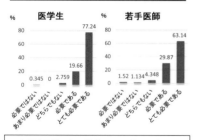

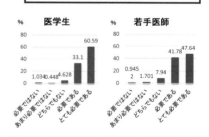

出所：第5回医師の働き方改革に関する検討会資料

> はいけないと思っています。私たち若手は、皆様と一丸となって「壊れない医師・壊さない医療」を目指して改革を進めていきたいと考えています。

(6) 医師の働き方改革に関する今後の検討課題

　医療提供体制の維持のために取り組むべき検討課題について以下の意見がありました（一部のみ抜粋）。
- 働き方改革をめぐっては、特に地方病院を中心に救急医療や産科医療が崩壊するのではないかという現場の強い懸念がある。
- 論点の「病院の機能、医師の偏在、へき地医療等、適切な地域医療提供体制の確保との関係」が非常に重要だということを理解してほしいし、これはへき地や過疎地のみの問題であるかのような誤解を招くが、都市部の救急においても医療崩壊につながりかねない。
- 地域医療提供体制の確保のためには、重症の患者が在宅復帰するケースも多く、診療所医師のフォローのために医師間の連携が柔軟にできる制度を検討してほしい。
- 主治医制の中で一律に勤務時間の上限を決めると、現在の医療提供体制の持続は非常に困難であるし、現場が混乱する
- 働き方改革により医療を規制するという方向性ではなく、医療、医師や医療者を支援するという観点で進めるべき。
- 各病院の勤務医そのものが足りず、シフト制を組むこともできないが、これは小規模病院が多すぎるからではないか。地域医療構想とも絡めて医療機関の集約化を議論していかなければ解決できないのではないか。

　医師の勤務環境の実態を踏まえ、四病院団体協議会、全国医学部長病院長会議、全国自治体病院協議会から、今後の働き方改革の検討課題について、それぞれ以下の意見がありました（一部のみ抜粋）。

- 宿日直については、実態と労働基準法の許可基準がかけ離れており、宿日直勤務の拘束時間すべてを労働時間とするならば、それでも医療提供体制維持が可能な労働時間の上限設定をしなければ地域医療が崩壊することから、救急対応等を行っている医療機関の宿日直の実態に合った新たな宿日直勤務の類型が必要ではないか。
- 診療科の差異を考慮した36協定の締結、1回の勤務当たり最長連続労働時間の定め、勤務インターバルの定め、当直明けの配慮、週当たり当直上限回数の定め等、良い取組みについての普及。
- 短時間勤務等の女性医師雇用や医師事務作業補助者の充実、一般外来患者を減らす取組み、タブレット等を用いた予診や診療支援ソフトウェアの導入等を推進していく。看護師へのタスク・シフティングの余地はかなりあると考えられ、特定看護師へのタスク・シフティングを進めると同時に行政の支援も必要である。
- 勤務改善策によって、医師の勤務時間の短縮が可能である。
- 大学病院の医師は、診療、教育、研究の3つの活動がモザイク状に混在、紙の表裏のように存在しており切り分けが困難であるという働き方の特性に配慮が必要である。
- 大学病院の医師の勤務意欲に応えられる制度を検討してほしい。
- 応召義務については、労働時間との関係で診療を断ることができるのか、救急科において専門外という理由で断ることができるのかといった点に関する整理が必要ではないか。
- 自己研鑽の取扱いについては、医療界において具体的に示しつつ、労働に該当するかどうかを検討する必要があるのではないか。
- 医師の働き方改革の前に、管理者要件を含めた医師の診療科偏在、地域偏在、機能分化等の他の周辺整理をすることが先決ではないか。
- 医師の働き方改革のためには、主治医制の見直しについて国民の理解を得ていくことが必要ではないか。

(7) 適切な労働時間管理の在り方

　検討会における議論の論点ですが、もちろん目的は「医師の健康管理」です。

　適切な「医師の健康管理」を行うためには「労働時間を短縮すること」、事業主が「労働時間管理を行うこと」が重要です（**図表7-㉘**）。

　労働時間の短縮を進めるためには、「医師法第19条」の医師の応召義務の考え方を整理すること、タスク・シェアリング、タスク・シフティングを推進し、複数主治医制の導入、特定看護師の育成、医療秘書の活用等を積極的に行うことや、子育て中の女性医師等が働きやすい職場環境や勤務制度の構築も必要となります。

　また、医師の労働時間短縮により、患者のフリーアクセスが制限されることとなります。コンビニ受診はやめていただく等、「適切な医療機関のかかり方」について国民に周知し理解を得ることも必要となるでしょう。

　一方、労働時間が本当に短縮できたのかを検証するためには、適切な「労働時間管理」を行わなければなりません。また、残業時間の上限規制が厳しいと医療提供体制が崩壊する、上限規制が緩いと「労働時間の短縮」は進まないという状況になることが予想されます。

　そもそも、上限規制の対象になるのは、「診療時間のみか？」、それとも「宿日直時の待機時間も入るのか？」、「自己研鑽の時間はどうか？」などという問題もあります。現在のところ待機時間や自己研鑽の時間を労働時間として取り扱っている病院もあれば、取り扱っていない病院もあり様々であると思います（**図表7-㉙**）。

　それでは、医師の働き方改革を推進するための「労務管理」について改めて考えてみたいと思います。先に、昭和大学病院の「働き方改革」のリーディングケースをお示ししました。「変形労働時間制の導入」⇒「宿日直体制の変更」⇒「複数主治医制の導入」というパターンで労働時間の短縮を図ったわけですが、大学病院のように多くの医師を確保できれば可能となるのですが、医師不足の病院はどのように対応すべきでしょうか。ここから先は、労務管理のテク

7.9 医師の働き方改革推進の方向性

図表 7-㉘

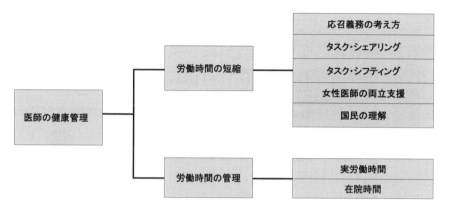

医師の働き方改革の論点

図表 7-㉙

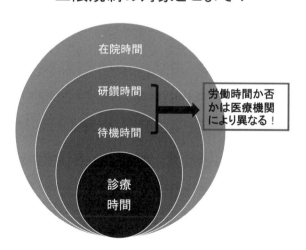

上限規制の対象どこまで？

215

第7章　医師の働き方改革推進の方向性

図表7-㉚

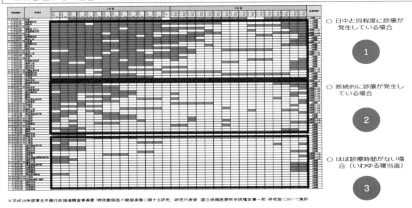

出所：第8回医師の働き方改革に関する検討会資料

ニカルな部分ですが、とても重要なポイントです。

（**図表7-㉚**）は「病院勤務医の勤務実態調査（タイムスタディ調査）」による「当直時間帯における診療時間の分布（自計式・30分単位）」です。

横軸は、当直の開始時刻から翌日の終了時刻です。何時から何時まで診療をおこなったのかについて記録されています。縦軸は、病院種別、診療科別の個人単位です。

この調査結果から当直には3つのパターンがあることがわかります。①のパターンは、「日中と同程度に診療が発生している場合」、②のパターンは、「断続的に診療が発生している場合」、③のパターンは、「ほぼ診療がない場合（いわゆる寝当直）」です。①のパターンは日中と同程度に診療が発生していることから、労働行政の立入調査では「労基法上の宿日直」と認められません。

問題は、②のパターンです。このパターンには、「労基法上の宿日直」と認められるケースもあれば、認められないケースもあると考えられます。奈良県

7.9 医師の働き方改革推進の方向性

図表7-㉛

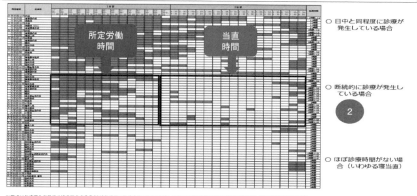

出所：第8回医師の働き方改革に関する検討会資料

（医師・割増賃金）事件では、宿日直中の実働時間が拘束時間の4割程度（医師の証言）でした。「労基法上の宿日直」ではないと判断された場合には、拘束時間全体が労働時間とされてしまうため、医療機関の経営上のダメージは大きくなります。

それでは、この②のパターンの宿日直体制を変更して、変形労働時間制を導入するならばどのように所定労働時間を設定すればよいでしょうか（**図表7-㉛**）。

②のパターン（断続的に診療が発生している場合）では23時前後までは日中と同程度の診療が発生していることから、その時間帯までを所定労働時間とすることが適切であると考えます。その後の時間帯は当直勤務とします。このように、労働密度の高い時間帯を所定労働時間に、労働密度の低い時間帯を当直勤務として設定します。労働密度の低い時間帯であれば「労基法上の宿日直」として対応が可能です。

217

第7章 医師の働き方改革推進の方向性

図表7-㉜

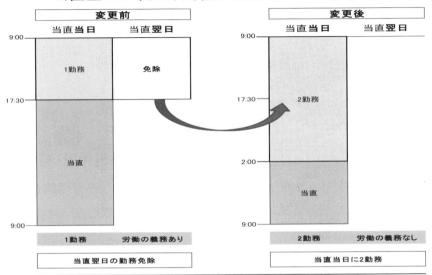

　また、当直の翌日に医療安全の観点から、午前からもしくは午後から勤務を免除している場合もあるかと思いますが、健康管理の面からも是非とも必要な配慮です。
　翌日の勤務免除（終日若しくは半日）をルール化して徹底できている診療科は、「変形労働時間制」の導入は容易です。
　例えば、当直翌日に終日、勤務を免除するルールになっている場合は、**図表7-㉜**のように当直当日を2勤務プラス当直として設定し、翌日はお休みとします。1カ月単位の変形労働時間制を導入すれば、1カ月以内の一定期間を平均して1週間当たりの労働時間が週の法定労働時間を超えた場合に、その超えた時間が法定外労働時間になるのです。
　変形労働時間制を導入して医師のシフト表を作成することは大変かもしれませんが、当直翌日の勤務免除が徹底できれば是非とも導入をお勧めします。

変形労働時間制を導入するならば、一度、自院の宿日直の実態調査を行っていただくことが必要であると思います。

しかしながら、労基法上の宿日直の許可を受けることができず、医師不足により変形労働時間制を一部のみでも導入することも困難なことから、拘束時間全体を残業時間として扱わなければならないケースもあると考えられます。

その場合、拘束時間全体を医師の通常の時間単価で時間外手当を支払う必要はあるのでしょうか。多くの経費の持ち出しとなり医療機関の運営に支障をきたすことにもなりかねません。

実際に仕事をしていない待機時間まで、医師の通常の時間単価で時間外手当を支払う必要まではないと考えます。この点に関しては、いまだに司法において確固たる結論が出ていない状況ではありますが、最低賃金法に抵触しない時間単価を設定して支払うことも可能と考えます。

その場合は、あらかじめ給与規則に、「宿日直中の待機時間に対して、1時間当たり〇〇〇〇円を支払うこととする。」と時間単価を設定したうえで、待機時間に対して割増賃金を支払うことになります。

また、同様の考え方から、宿日直手当が最低賃金に拘束時間を乗じた額以上で設定されている場合には、宿日直手当に割増賃金率を乗じた額を、拘束時間の割増賃金として支払うこともできると考えます。

また、その場合、実労働が発生した時間帯については、医師の通常の時間単価で計算して割増賃金を支払わなければなりません。

ただし、待機時間の時間単価については、最低賃金を上回っていたとしても時間単価が当直医師の通常の時間単価に比して不当に低すぎる場合は、当直医師の反発を招くことになりかねませんので、時間単価の設定につきましては留意ください。

(8) 医師の働き方改革推進の方向性

中間的な論点整理では、「時間外労働規制の在り方についての今後の検討に

関する論点」が示されました。

　検討に当たっての基本的な考え方として、「医師についても、脳・心臓疾患の労災認定基準である1カ月100時間・2～6カ月の各月平均で80時間という時間外労働時間の水準を超えるような上限時間とすることは慎重であるべきではないか」、「宿日直等に係る実態を踏まえ、必要な医療ニーズに対応できる医療提供体制を維持できるような上限時間とすべきではないか」、「実態を踏まえつつも、現状の働き方をそのままに法律や制度を合わせるのではなく、現状を変えていくことや長時間労働をできるだけ短くする方向に向かうことを前提に議論すべきではないか」等の意見を踏まえながら検討が必要であるとされました。

　時間外労働規制の在り方についての議論の前提は、医師の健康確保を担保したうえで医療ニーズに対応できるような、労働時間の上限規制を考えることが必要であり、そのためには長時間労働をできるかぎり短縮できる仕組みを作ることが求められます。

　2018年7月、「日本医師会 医師の働き方検討会議」は「医師の働き方改革に関する意見書」を取りまとめ、検討会へ提言しました。

　意見書では、「多種多様である医師の働き方を一律に同じ法令で規制するのではなく、一定の標準的なルールの下で、多種多様な働き方を各医療機関が主体的に決めることができる仕組みが求められている」としたうえで、「法令に合わせた制度という発想ではなく、具体性や実効性があり、『プロフェッショナルオートノミー』（専門家による自律性）に基づく、医師に合った制度自体をまず検討するという発想で議論した。」と記載されています。

　項目別では、1医師と医療の特殊性、2医師の健康確保対策、3医師の自己研鑽、4医師の宿日直、5院外オンコール待機、6長時間労働是正のための仕組み、7医師における専門業務型裁量労働制、8研修医等について、9第三者機関の設置、10女性医師支援、11地域住民における医療への理解、12労働関連法令の幅広い見直し・医事法制との整合性確保、13今後の進め方の13項目について、提言をしています。

7.9 医師の働き方改革推進の方向性

図表7-㉝

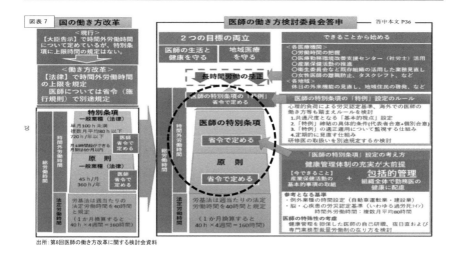

　意見書において、今後適切な労働時間管理を進めるために、議論が特に必要となるいくつかのポイントが指摘されています。

　1つは、長時間労働の歯止めとして「医師の特別条項」、特別条項で対応が困難な場合の「医師の特別条項の特例」という医師独自の制度を提言しています（**図表7-㉝**）。2019年度の労働基準法改正による特別条項の上限（720時間）とは別に、「医師の特別条項」を設定し、健康に配慮したうえで、さらに特例を設けるというものです。

　2つ目は、「医師の宿日直には、通常業務がほとんどない『許可を受けた宿日直』（断続的・監視的労働で労働時間の適用除外）と『通常業務と同じ宿日直』だけでなく、『通常より少ない宿日直』があり、『通常より少ない宿日直』が全体の半分を占めている。この実態を踏まえ、断続的・監視的労働でも通常業務でもない『中間的な働き方』に対応する制度を構築する必要がある。」と記載されています（**図表7-㉞**）。

　「労基法上の宿日直」の解釈について、原則の「病室の定期巡回、少数の要注意患者の定時検脈など、軽度又は短時間の業務のみが行われている場合」、

221

図表7-㉞

医師の宿日直制度の考え方

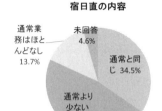

医師の宿日直には、通常業務がほとんどない「許可を受けた宿日直」（断続的・監視的労働で労働時間の適用除外）と「通常業務と同じ宿日直」だけでなく、「通常より少ない」宿日直があり全体の約半分を占めている。この実態を踏まえ、断続的・監視的労働でも通常労働でもない、「中間的な働き方」に対応する制度を構築する必要がある。

出所：第8回医師の働き方改革に関する検討会資料

「宿日直勤務中に救急患者への対応等の通常の労働が突発的に行われることがあるものの、夜間に充分な睡眠時間が確保できる場合」に、宿日直勤務として対応することが可能であるとされていますが、宿日直許可が下りない「通常の業務」と、許可を受けた「宿日直業務」との「中間的な働き方」の制度の構築が望まれています。

3つ目は、自己研鑽をどこまで労働時間としてとらえるかという問題です。意見書には、「医師の活動において、都度、労働か自己研鑽か細かく区別・管理するという活動自体により、医師の自己研鑽に対するモチベーションの低下や、管理者からの自己研鑽指示の抑制といった弊害が生じる懸念がある。細かすぎる労働時間管理によって、医療の質や進歩を妨げることがあってはならない。研鑽を妨げず、健康にも配慮した制度を具体的に検討する必要がある。」と記載されています（**図表7-㉟**）。

医師の自己研鑽の類型と、どのような場合に労働時間に該当するかについての指針が求められています。

図表 7-㉟

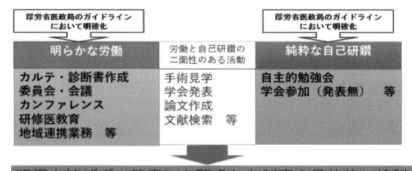

出所:第8回医師の働き方改革に関する検討会資料

　これらの課題に対して、「検討会」において、さらなるタスクシフトのあり方、自己研鑽、宿日直、応召義務等について検討を加え、目指すべき多様な働き方改革の方向性、それを実現するための施策・制度のあり方についての議論を深めるため、厚生労働省は医師の時間外労働規制の考え方を示しました。
　この考え方については、「日本医師会 医師の働き方検討会議」の提言に沿った内容になっています。

(9) 2024年4月に導入される医師の残業上限規制

　厚生労働省は、検討会において、2024年4月から適用する医師の時間外労働規制の考え方を示しました。「医療機関で患者に対する診療に従事する勤務医の時間外労働規制における上限水準」として、一般則（年720時間上限）と同水準を目指すべきところ、医療は24時間365日ニーズがあり、休日も医師の診療が必要な場合には休日労働を指示せざるを得ないことから、休日労働込

みの時間数として上限時間数を設定し、その上で、脳・心臓疾患の労災認定基準における時間外労働の水準も考慮して、年間時間数として設定するというものです。

さらに、単月の時間外労働の水準（単月100時間未満）も考慮し、月当たり時間数として設定します。一方、健康確保のため、連続勤務時間制限や勤務間インターバル確保等に努めることや、月当たり時間数の上限を超える場合には、医師による面接指導や、その結果を踏まえた就業上の措置等を行うことが条件です。

厚生労働省は、一般労働者より緩い規制とする一方で、確実な休憩時間を確保する仕組みを整えることで医師の健康を守ることを目指しています。

また、タスク・シフティング、タスク・シェアリング等労働時間短縮に取り組むとしても、地域医療ニーズが大きく減少するなどの事情がない限り、時間外労働の上限規制が適用される2024年4月時点に、現状の半分や3分の1の水準まで大幅に医師の労働時間を削減することは困難と想定されること、医師養成のための政策的必要性もあることから、原則の上限水準に対して経過措置としてさらに2種類の特例を設ける案も提案されました。

とりまとめ骨子では、働き方改革において医療の特性・医師の特殊性から、時間外労働の上限時間数の検討において、考慮を要すべきいくつかのポイントが示されています。

・医師についても、一般則が求めている水準と同様の労働時間を達成することを目指して労働時間の短縮に取り組むこと。
・医療の公共性を踏まえれば、不確実性を考慮した上で、時間外労働の上限規制により医療現場において診療が萎縮することがない水準とする必要があること。
・その場合であっても、医療安全の観点からも、医師が健康状態を維持できることは重要であること。医師の健康確保のために、6時間程度の睡眠を確保できること。
・労働時間の短縮に向けた取組みを徹底するため、継続的に労働時間のモニ

7.9 医師の働き方改革推進の方向性

とりまとめ骨子
～議論の到達点と残る論点の整理～

医師の働き方に関する制度上の論点（時間外労働の上限時間数の設定等）

※医師の時間外労働の上限時間数の設定等については、事務局案を提示し、議論を行い、賛否双方の意見が出されたところ。
※具体的時間数の記述がない部分については、事務局案を提案した上で議論を行い、年度末のとりまとめまでに具体的時間数も含めて意見集約を行う。

（医師の時間外労働規制についての事務局案の概要）
○労働基準法における労働時間規制における原則は「時間外労働のない週40時間労働」であり、時間外労働を行わせることが必要な場合の上限としても、平日の時間外労働について月45時間及び年360時間が限度とされ、臨時的な必要がある場合でも、年に6ヶ月に限り、月45時間を超えて、休日労働込みで単月100時間未満・複数月平均80時間まで、かつ、平日の時間外労働の時間数が年720時間となるまでが限度とされている。
○医師についても、こうした一般則が求めている水準と同様の労働時間を達成することを目指しつつ、医療の特性・医師の特殊性を踏まえ、時間外労働の上限規制の適用が開始される2024年4月時点から医療機関で患者に対する診療に従事する勤務医に適用される上限水準として、休日労働込みで年間の時間、月当たりの時間（例外あり。以下同じ）を設定する。・・・(A) 診療従事勤務医に2024年4月以降適用される水準
※医療は24時間365日ニーズがあってそのニーズへの対応が必要不可欠であり、休日であっても当該医師の診療を指示せざるをえないことがあるため休日労働込みの時間数として設定。
○また、同様に2024年4月から適用する上限水準として、必要な地域医療が適切に確保されるかの観点から、(A)より高い別の水準（休日労働込みの年間の時間、月当たりの時間を設定）を経過措置として設けて適用する。・・・(B)

地域医療確保暫定特例水準
○さらに、同様に 2024 年 4 月から適用する上限水準として、医療の質を維持・向上するための診療経験が担保されるかの観点から、一定の期間集中的に技能の向上のための診療を必要とする医師については、医師養成のための政策的必要性があるため、(A) より高い別の水準（休日労働込みの年間の時間、月当たりの時間を設定）を設けて適用する。・・・(C) 一定の期間集中的に技能向上のための診療を必要とする医師向けの別の水準

○ (A) については、医療安全の確保等の観点から以下の追加的健康確保措置の実施を求める。
・(A) における月当たりの時間外労働時間数を超える者について、医師による面接指導を行い、その結果を踏まえた医師の意見聴取を経て使用者が就業上の措置（労働時間の短縮や当直回数の減等）を講ずること（義務）。
・勤務日において最低限必要な睡眠（1 日 6 時間程度）を確保する観点から、以下の措置を講ずるよう努めること（努力義務）。
　① 当直及び当直明けの日を除き、24 時間の中で、通常の日勤（9 時間程度の連続勤務）後の次の勤務までに 9 時間のインターバル（休息）を確保。
　② 当直明けの連続勤務は、宿日直許可を受けている「労働密度がまばら」の場合を除き、前日の勤務開始から 28 時間までとすること。この後の勤務間インターバルは 18 時間とすること。
　③ 長時間の手術や急患の対応などやむをえない事情で必要な休息時間が確保できない場合は、その分を積み立て、別途休暇を取得させる「代償休暇」とすること。

○ (B)・(C) については、医療安全の確保等の観点から求める以下の追加的健康確保措置が確実に行われることを適用の要件とする。
・(A) の月当たり時間外労働時間数を超える者について、医師による面接指導行い、その結果を踏まえた医師の意見聴取を経て使用者が就業上の措置（労働時間の短縮や当直回数の減等）を講ずること（義務）。
・勤務日において最低限必要な睡眠（1 日 6 時間程度）を確保する観点から、以下の全ての措置を講ずること（義務）

① 当直及び当直明けの日を除き、24時間の中で、通常の日勤（9時間程度の連続勤務）後の次の勤務までに9時間のインターバル（休息）を確保。
② 当直明けの連続勤務は、宿日直許可を受けている「労働密度がまばら」の場合を除き、前日の勤務開始から28時間までとすること。この後の勤務間インターバルは18時間とすること。
③ 長時間の手術や急患の対応などやむをえない事情で必要な休息時間が確保できない場合は、その分を積み立て、別途休暇を取得させる「代償休暇」とすること。

出所：第16回医師の働き方改革に関する検討会　資料

タリングを行い、一定以上の長時間労働の医師がいる医療機関に対して、重点的な支援を行うこと。
・労働に該当する研鑽であっても、医師の使命感からくる研鑽の意欲をそがないという点に留意しつつ、医療の質の維持・向上のために必要とするものを行えること。
・出産・育児期の女性など時間制約のある医師が働きやすい環境を整える必要があること。

また、「時間外労働の上限時間数の検討においては、規制の適用時期（2024年4月）が既定である中、それまでの間においても、『医師の労働時間短縮のための緊急的な取組』等を着実・強力に進めなければならず、医師偏在の状況、今後の医師数の増加、地域医療構想の進展、個々の医療機関におけるマネジメント改革の進展、国民の医療のかかり方など、医療のあり方自体が変わっていくものであることを踏まえ、「時間軸」を十分に考慮して設定する。」というのが基本的な考え方です。

第 7 章 医師の働き方改革推進の方向性

7.10 医師の残業上限規制の仕組み
【第 20 回（2019 年 3 月 13 日）検討会　報告書より作成】

(1) 36 条協定の上限時間規制の枠組みについて

> 「診療従事勤務医に 2024 年度以降適用される水準」（略称「(A) 水準」）、「地域医療確保暫定特例水準」（略称「(B) 水準」）及び、「集中的技能向上水準」（略称「(C) 水準」）の各々の上限時間規制について設定する（図表 7-㊱）。

○ 36 協定上の上限時間数のうち、通常の時間外労働の上限
  ✓ (A) 水準・(B) 水準・(C) 水準ともに月 45 時間・年 360 時間とする。
  ✓ 法定休日の労働時間を除く。
○ 36 協定上の上限時間数のうち、臨時的な必要がある場合の上限
  ✓ 月については、
    ⇒ (A) 水準・(B) 水準・(C) 水準ともに原則 100 時間未満（追加的健康確保措置②を実施した場合、例外あり）とする。
  ✓ 年については、
    ⇒ (A) 水準は、960 時間、(B) 水準・(C) 水準は、1,860 時間とする。
    ⇒法定休日の労働時間を含める。
    ⇒医師の場合、時季によって生じるわけではないことから、年 6 カ月に限らない（現行では、1 年のうち 6 カ月が上限）。
○ 36 協定によっても超えられない時間外労働の上限

7.10　医師の残業上限規制の仕組み【第20回(2019年3月13日)検討会　報告書より作成】

月及び年について、「36協定上の上限時間数のうち、臨時的な必要がある場合の上限」と同様の水準とする。

(2) 「(C) 水準」適用の対象医師

> 2024年4月の(A)水準適用に向けた労働時間の短縮を図ることにより、臨床研修医・専門研修中の医師が、必要な診療経験を得る期間が長期化して医師養成の遅れにつながり、医療の質及び医療提供体制への影響が懸念されるため、(C)水準を2つに分類して設定する。

- ✓ 初期研修医と日本専門医機構の定める専門研修プログラム／カリキュラムに参加する後期研修医・・・・・【(C) -1】
- ✓ 医籍登録後の臨床に従事した期間が6年目以降の者で、先進的な手術方法など高度な技能を有する医師を育成することが公益上必要とされる分野(審査組織において指定)において、指定された医療機関で、一定期間集中的に当該高度特定技能の育成に関連する診療業務を行う場合・・・・・【(C) -2】

(3) 「(B) 水準」の対象医療機関の基本的な考え方

> (B)水準については、2024年4月までの約5年間で、医療機関のマネジメント改革や地域医療提供体制における機能分化・連携、国民の上手な医療のかかり方に関する周知などの対応を最大限実行した上でもなお、必要な地域医療が適切に確保されるかの観点からやむをえず設定するものであることから、3つの観点で都道府県において対象医療機関を特定する。

図表7-㊱

時間外労働上限規制の枠組み全体の整理

36協定で締結できる時間数の上限		一般則	A:診療従事勤務医に2024年度以降適用される水準 連続勤務時間制限＋勤務間インターバル等（努力義務）	B:地域医療確保暫定特例水準 C:集中的技能向上水準 連続勤務時間制限＋勤務間インターバル等（義務）	
	①通常の時間外労働	月45時間以下・年360時間以下			左記の時間数は、その時間までの労働を強制するものではなく、労使間で合意し、36協定を結べば働くことが可能となる時間である
	②「臨時的な必要がある場合」の上限	月100時間未満 ※①の月45時間を超えることができる月数は年間6カ月以内	月100時間未満 【ただし一定の健康確保措置を行った場合には例外あり】		
	・月の時間外労働時間数（休日労働を含む）				
	・年の時間外労働時間数（休日労働を含む）		年960時間以下	年1,860時間以下	
	・年の時間外労働時間数（休日労働を含まない）	年720時間以下			
③36協定によっても超えられない時間外労働の上限時間（休日労働を含む）		月100時間未満 複数月平均80時間以下	月100時間未満 【ただし一定の健康確保措置を行った場合には例外あり】 年960時間以下	月100時間未満 【ただし一定の健康確保措置を行った場合には例外あり】 年1860時間以下	

- 時間外労働及び休日労働は必要最小限にとどめるべきであることは、十分留意。
- 36協定の労使協議の場を活用して、労働時間短縮の話し合いを労使間で行う。
- 36協定上は、日・月・年単位での上限を定める必要あり
- 対象労働者の範囲や時間外労働を行う業務の種類等も、36協定上に規定する必要あり
- 「臨時的な必要がある場合」について規定する場合には、健康福祉を確保する措置を36協定に規定し、実施する必要あり
- 「地域医療確保暫定特例水準の適用」や、「月100時間以上の時間外労働」について規定する場合には、追加的健康確保措置について36協定に規定し、実施する必要あり

出所：第21回医師の働き方改革に関する検討会資料

○対象医療機関の特定（**図表7-㊲、7-㊳**）

① 地域医療の観点から必須とされる機能を果たすために、やむなく長時間労働となる医療機関であること。

② 当該医療機関に（B）水準を適用することが地域の医療提供体制の構築方針と整合的であること。

③ 医師の労働時間短縮に向けた対応として、管理者のマネジメント研修やタスク・シフティング等が計画的に推進されていること。

なお、**図表7-㊲**②・③の前提について、当該医療機関における医師の長時間労働の実態及び労働時間短縮の取組み状況について、評価機能が行う客観的な要因分析・評価を踏まえ医療機関や都道府県において必要な取組みが行われた上で（**医療機関をバックアップする仕組み**）、②・③の確認がなされることとなる。

7.10 医師の残業上限規制の仕組み【第20回(2019年3月13日)検討会 報告書より作成】

図表7-㊲

①～③の対象医療機関についての具体的な考え方

(①について)

地域医療の観点から必須とされる機能は、医療の不確実性、公共性、高度の専門性等の観点から、以下を基本と考える。
(ア)救急医療提供体制及び在宅医療提供体制のうち、特に予見不可能で緊急性の高い医療ニーズに対応するために整備しているもの(例:二次・三次救急医療機関、在宅医療において特に積極的な役割を担う医療機関)
(イ)政策的に医療の確保が必要であるとして都道府県医療計画において計画的な確保を図っている「5疾病・5事業(※)」
(ウ)特に専門的な知識・技術や高度かつ継続的な疾病治療・管理が求められ、代替することが困難な医療機関・医師
(例:高度のがん治療、移植医療等極めて高度な手術・病棟管理、児童精神科等)
※「5疾病・5事業」:がん、脳卒中、心筋梗塞等の心血管疾患、糖尿病及び精神疾患の「5疾病」、救急医療、災害時における医療、へき地の医療、周産期医療及び小児医療の「5事業」

(②について)

都道府県医療審議会等において以下について協議されていることをもって確認する。
・地域の医療提供体制の構築方針(地域医療計画等)と整合的であること
・当該医療機関について地域の医療提供体制全体としても当該医療機関が医師の長時間労働を前提とせざるを得ないこと

(③について)

管理者のマネジメント研修やタスク・シフティング等の計画的推進に関しては、各医療機関で定める医師労働時間短縮計画(※国から記載項目を示す)の作成・実施により確認する。

出所:第20回医師の働き方改革に関する検討会 報告書より筆者作成

図表7-㊳

①の(ア)・(イ)に該当する具体的機能

<(ア)(イ)の観点から>

ⅰ 三次救急医療機関

ⅱ 二次救急医療機関かつ「年間救急車受入台数1,000台以上又は年間での夜間・休日・時間外入院件数 500 件以上」かつ「医療計画において5疾病 5事業の確保のために必要な役割を担うと位置付けられた医療機関」

ⅲ 在宅医療において特に積極的な役割を担う医療機関

ⅳ 公共性と不確実性が強く働くものとして、都道府県知事が地域医療の確保のために必要と認める医療機関
(例)精神科救急に対応する医療機関(特に患者が集中するもの)、小児救急のみを提供する医療機関、へき地において中核的な役割を果たす医療機関

出所:第20回医師の働き方改革に関する検討会 報告書より筆者作成

(4) 追加的健康確保措置について

> 医師の健康確保のためには、長時間労働の是正はもちろん、睡眠時間の確保、健康状態の確認をおこなうことが重要であることから、追加的健康確保措置として、①-1連続勤務時間制限・①-2勤務間インターバル・①-3代償休息、②-1医師による面接指導・②-2就業上の措置を設ける。

- (A) 水準の適用となる医師
 ⇒追加的健康確保措置①の努力義務と追加的健康確保措置②の義務
- (B) 水準・(C) 水準の適用となる医師
 ⇒追加的健康確保措置①の義務と追加的健康確保措置②の義務

ただし、実際に個々の医療機関が定める36協定の上限時間数が一般則（月45時間・年間360時間以下、臨時の場合年間720時間以下）を超えない場合にはそれらの措置を講ずる義務はない。

> 〈追加的健康確保措置①〉
> 勤務日において最低限必要な睡眠（1日6時間程度）を確保し、一日・二日単位で確実に疲労を回復していくべきとの発想に立ち、連続勤務時間制限・勤務間インターバル確保を求める。

①-1 連続勤務制限

当直明けの連続勤務は、宿日直許可を受けている「労働密度がまばら」の場合を除き、前日の勤務開始から28時間までとする。

- ✓ 宿日直許可を受けている場合は、宿日直中に十分睡眠を確保し、一定の疲労回復が可能であると考えられるが、日中と同様の労働に従事することとなった場合には、翌日以降、必要な休息がとれるように配慮すること。

7.10　医師の残業上限規制の仕組み【第20回(2019年3月13日)検討会　報告書より作成】

- ✓ （C）-1水準が適用される初期研修医については、連続勤務時間制限は15時間とし、後述の勤務間インターバル9時間を必ず確保すること。
- ✓ ただし、臨床研修における必要性から、指導医の勤務に合わせた24時間の連続勤務時間とする必要がある場合はこれを認めるが、その後の勤務間インターバルは24時間とすること。

①-2　勤務間インターバル

当直及び当直明けの日を除き、24時間の中で、通常の日勤（9時間程度を超える連続勤務）後の次の勤務までに9時間のインターバル（休息）を確保すること（**図表7-㊴**）。

- ✓ 当直明けの日（宿日直許可がない場合）については、28時間連続勤務制限を導入した上で、この後の勤務間インターバルは9時間×2日分で18時間とする。
- ✓ 当直明けの日（宿日直許可がある場合）については、通常の日勤を可能とし、その後の次の勤務までに9時間のインターバルとする。

①-3　代償休息

勤務日において最低限必要な睡眠を確保し、一日・二日単位で確実に疲労を回復していくべきという発想に立つ連続勤務時間制限・勤務間インターバル確保を実施することが原則であるが、日々の患者ニーズとの関係でやむなく実施できなかった場合に、代わりに休息を取ることで疲労回復を図るものである。

- ✓ 1日の休暇分（8時間分）が累積してからではなく、発生の都度、時間単位での休息をなるべく早く付与する。
- ✓ 休暇の形でまとめて取得することも差し支えない。
- ✓ 代償休息の付与は、対象となった時間数について「所定労働時間中における時間休の取得による付与」、「勤務間インターバルの幅の延

第7章 医師の働き方改革推進の方向性

図表7-㊴

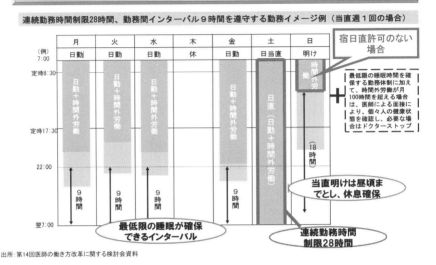

出所:第14回医師の働き方改革に関する検討会資料

長」のいずれかによるものとする（**図表7-㊵**）。
✓ 代償休息の付与期限は、代償休息を生じさせる勤務が発生した日の属する月の翌月末までとする。
✓ 実施状況の確認に当たっては、連続勤務時間制限・勤務間インターバル・代償休息の3つをセットで行うこと。
✓ （C）-1水準の適用される初期研修医については連続勤務時間制限・勤務間インターバル実施を徹底し、代償休息の必要がないようにする。

〈追加的健康確保措置②〉
　同じような長時間労働でも負担や健康状態は個々人によって異なることから、面接指導により個人ごとの健康状態をチェックし、医師が必要と認

7.10 医師の残業上限規制の仕組み【第20回(2019年3月13日)検討会 報告書より作成】

図表7-㊵

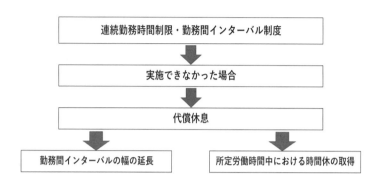

代償休息取得のプロセス

出所:第21回医師の働き方改革に関する検討会資料より筆者作成

める場合には就業上の措置を講ずることとする。

②-1 医師による面接指導

面接指導は、月の時間外労働について、100時間未満という原則を超える場合に求める措置であることから、基本的には、時間外労働が「月100時間未満」の水準を超える「事前」に実施すること（以下「事前実施」という。）を義務とする（**図表7-㊶**）。

- （A）水準に対する面接指導
  - ✓ 当月の時間外労働実績が80時間超となった場合に、睡眠及び疲労の状況（睡眠負債、うつ、ストレスの状況など）について確認を行い、その結果、基準値を超える者について事前実施を必須とする。
  - ✓ 基準値を超えない者については100時間以上となった後での面接指

第 7 章　医師の働き方改革推進の方向性

図表 7-㊶

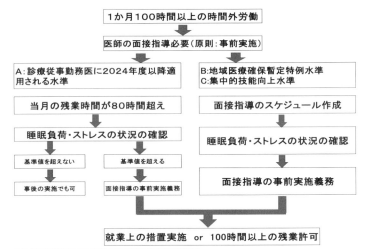

出所：第21回医師の働き方改革に関する検討会資料より筆者作成

導でも差し支えない（面接指導の義務がなくなるわけではない）。
・ （B）水準・（C）水準に対する面接指導
　✓ 100時間以上となる前に、睡眠及び疲労の状況についての確認と面接指導を実施すること。
　✓ 前月において時間外労働時間が80時間超となった場合には、当月に100時間以上となることも念頭にあらかじめ面接指導のスケジュールを組んでおく等の対応を推奨する。

②-2　就業上の措置

　面接指導の結果により、就業上の措置を講ずる場合は、面接指導をした医師が医療機関管理者に意見を述べ、医療機関管理者は当該意見を踏まえ、医師の健康確保のために必要な就業上の措置を最優先で講じること。
　✓ 就業上の措置は、面接指導を受けた医師の健康状態に応じて実施し

7.10　医師の残業上限規制の仕組み【第20回（2019年3月13日）検討会　報告書より作成】

図表7-㊷

就業上の措置の例

（就業上の措置）

☐ 面接指導の結果により、就業上の措置を講ずる場合は、面接指導をした医師が医療機関管理者に意見を述べることとなる。医療機関管理者は当該意見を踏まえ、医師の健康確保のために必要な就業上の措置を最優先で講じ、それに伴う一時的な診療縮小が生じる場合は、それに対する対応を検討することとなる。

☐就業上の措置は、面接指導を受けた医師の健康状態に応じて実施した医師が検討するものであるが、医師の勤務実態を踏まえた例示として、下表のようなものが想定される。

医師の追加的健康確保措置として例示を検討 する内容
就業制限・配慮 ・当直・連続勤務の禁止 ・当直・連続勤務の制限（○回／月まで） ・就業内容・場所の変更（外来業務のみ等） ・時間外労働の制限（○時間／週まで） ・就業日数の制限（○日／週まで） ・就業時間を制限（○時○分〜○時○分） ・変形労働時間制または裁量労働制の対象からの除外 就業の禁止 ・○日間の休暇・休業

☐また、面接指導は、「月100時間未満」の原則を超える「事前」に求めるものであるが、さらに、年の時間外労働時間の高い上限（案）である1,860時間を12ヶ月で平均した時間数（155時間）を超えた際には、何らかの就業上の措置を講ずることとする。

出所：第19回医師の働き方改革に関する検討会資料より一部改変

た医師が検討するものであるが、医師の勤務実態を踏まえた例示として、**図表7-㊷**のようなものが想定される。

✓　面接指導は、「月100時間未満」の原則を超える「事前」に求めるものであるが、年の時間外労働時間の上限である1,860時間を12ヶ月で平均した時間数（155時間）を超えた際には、何らかの就業上の措置を講ずることとする。

〇追加的健康確保措置の実施状況の確認

　個々の医師に対する追加的健康確保措置が適切に実施されているかについて、医事法制・医療政策の中で実施状況を確認し、未実施であれば実施を求める仕組みとすることが一般的に考えられる。その実施の記録について医療機関管理者に保存義務を課し、都道府県が確認を行うことが考えら

第7章 医師の働き方改革推進の方向性

> れる。

- ✓ 医療勤務環境改善支援センターや、都道府県からは独立のものとなる新たな評価機能などがどう参画すればよりきめ細かな履行確認となるのか、都道府県の意見も踏まえつつ検討を進める。
- ✓ 医事法制においては、医療法では医療機関管理者に課された各種義務が履行されない場合に勧告・公表、報告・検査、是正命令、是正命令等に従わない場合の罰則等が規定されているが、法体系上のこれらの前例との均衡も踏まえ、法制上の措置の検討を進める。
- ✓ 追加的健康確保措置①・②の実施が不十分であることが確認された場合には、基準行政・医療行政において相互に通報し合うこととし、双方から状況の改善に向けた働きかけが行われる予定である。

(5) 労働時間短縮に向けた取組み

> 2024年4月の時間外労働の上限規制適用までの5年間において、医療機関は自らの状況を適切に分析し、計画的に労働時間短縮に取り組んでいく必要があり、(C) 水準の対象となる業務を除き、なるべく多くの医療機関が (A) 水準の適用となることを指す (**図表7-㊸**)。
>
> (C) -1、2の残業上限時間については、(B) 水準と同様（月100時間未満、年間1,860時間）と定めその上で (C) -1、2としての、適正な上限時間数について、不断に検証を行っていくことなる。

ステップ1：労働時間管理の適正化

- ✓ まず、各医療機関において時間外労働時間の実態を的確に把握する必要がある。

7.10 医師の残業上限規制の仕組み【第20回(2019年3月13日)検討会 報告書より作成】

図表7-㊸

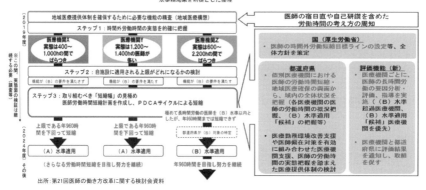

- ✓ 労働時間管理にかかる取組みが全医療機関で適切に行われている状況には程遠いため、個別の状況確認を含めた強力なてこ入れを行う。
- ✓ 「緊急的な取組」で求めた項目が未実施である病院については、2019年度中に都道府県医療勤務環境改善支援センターが全件、個別に状況確認を行い、必要な対応を求めていくこととする。
- ✓ また、本検討会で議論した宿日直や研鑽の取扱いについて、通達の発出とともに、その周知をきめ細かく行う。

ステップ2:適用される上限水準の検討
- ✓ 各医療機関は5年間で医師の労働時間を着実に短縮する必要があるが、その「短縮幅」は、適用される上限の水準によって変わってくる。
- ✓ (B)水準の適用対象となる地域医療提供体制における機能を有するかどうか、また、やむなく長時間労働となり(A)水準まで到達

できないか等について、各医療機関において現状及び5年後を見通して検討する。

ステップ3：医師の労働時間短縮の取組み
✓ 実際に医師の労働時間を短縮していくべく、各医療機関において、医療機関内で取り組める事項についてなるべく早期に医師労働時間短縮計画を作成し、PDCAサイクルによる取組みを進める。

(6) 医療機関をバックアップする仕組み

> 労働時間短縮の大前提となる労働時間管理の適正化のために、「医師の労働時間短縮に向けた緊急的な取組み」を重点化する。また、医療機関管理者等が労働関係法令の知識を学ぶ機会をなるべく多く設けるとともに、都道府県医療勤務環境改善支援センターによる周知や個別相談等の支援を強化する。

並行して、以下のような取組みを行う。
✓ 国は、(B) 水準の適用が想定される医療機関が、当面、目標とする「医師の時間外労働短縮目標ライン」を設定する。
　※「医師の時間外労働短縮目標ライン」は、(A) の年間時間外労働の水準と (B) の同水準の間で、医療機関の実態をなるべく (A) に近づけていきやすくなるよう設定する。
✓ 都道府県において各医療機関の医師の（時間外）労働時間の概況を把握し、(B) 水準の適用対象医療機関を想定する。
　※ (B) の特定は、2023年度中に終了している必要がある。
✓ 当該医療機関の医師の長時間労働の要因や労働時間短縮の取組状況を客観的に分析・評価し、当該医療機関や都道府県に結果を通知

し、必要な取組みを促す機能（以下「評価機能」という。）を設ける。
- ✓ 都道府県は、当該通知も踏まえつつ、医療勤務環境改善支援や医師偏在対策、地域医療構想等の既存施策の推進の方向性に反映していくことによって、医師の労働時間短縮を効果的に進める。
- ✓ 当該分析・評価や都道府県による支援に当たっては、当面、(B)水準超過医療機関、(B)水準適用「候補」医療機関を優先する。
- ✓ 評価機能については、「都道府県から中立の機能であること」、「地域医療提供体制の実情やタスク・シフティングの実施状況等を評価するために必要な医療に関する知見を有すること」が必要であり、この観点から、当該機能を担う組織・機関について検討を進める。

(7) 地域医療確保暫定特例水準の将来のあり方

> 2024年4月以降、医療計画の見直しサイクル（2027年度・2030年度・2033年度）に合わせて実態調査等を踏まえた段階的な見直しの検討を行いつつ、2035年度末を暫定特例水準の終了目標年限とする（**図表7-㊹**）。

- ✓ 2024年4月に、新時間外労働規制の適用が開始されるとともに第8次医療計画がスタートするが、都道府県単位での偏在を解消する目標年である2036年を目指して、強化された医師偏在対策の効果が徐々に現れてくることとなる。
- ✓ (B)水準は、暫定的な特例であることから、将来的にはなくなり、(C)水準の対象となる業務を除き、(A)水準の適用に収れんしていくものである。

第7章　医師の働き方改革推進の方向性

図表7-㊹

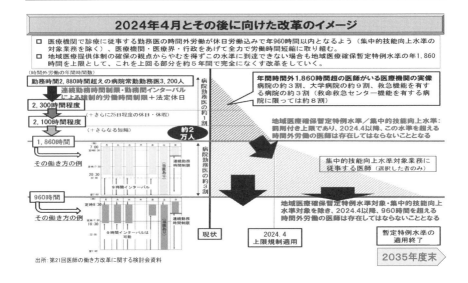

○集中的技能向上水準の将来のあり方

　（C）水準については将来的な縮減を志向しつつ、研修及び医療の質の評価とともに中長期的に検証していく必要がある。まずは、その検証手法につき別途検討に着手する。

　✓　（C）水準については、研修及び医療の質を低下させずに効率的な研修を実現していくことによって技能向上に要する時間の短縮が図られる可能性もある。

7.11 残業上限規制導入までに押さえておくべきポイント

　1,860時間を超える医師は、全体の10％程度を占めているという調査「医師の勤務実態及び働き方の意向等に関する調査」（平成28年度厚生労働科学特別研究「医師の勤務実態及び働き方の意向等に関する調査研究」研究班）の結果から、今後の5年間で1,860時間を超える10％を完全になくすという方向で（B）水準・（C）水準の上限時間数は1,860時間と設定されました。根拠となる本調査は純粋な労働時間ではなく、在院時間（診療時間・診療外時間・待機時間等の合算）を対象に行われたものであることから、直ちにこの調査結果を根拠にして残業時間の上限を設定することは、好ましくないという意見もあります（**図表7-㊺**）。

　しかし、健康確保措置としてインターバル規制等が確実に実施されれば、（B）水準（年間1,860時間上限）を超える時間まで残業をさせることは難しいでしょう。何故かというと、医師の業務は宿日直以外にもオンコール当番などの業務があるため、その都度インターバル規制が掛かると、よほど例外を設けない限り労働時間が制限されることになるからです。労基法上の宿日直として認められない日当直を行った場合には、翌日18時間のインターバル規制が掛かります（**図表7-㊻**）。

　インターバル規制のほか、代償休息（とりまとめ骨子では「代償休暇」）が導入されますが、労働基準法改正により2019年度から年10日以上の年次有給休暇の権利がある職員について、最低でも5日以上の年次有給休暇を与えることが義務付けられました。病院側は、年次有給休暇と代償休息を医師ごとに管理し取得させなければなりません。

　また、（C）水準の対象は、主に後期研修医など若手医師が該当するものと思われますが、業務命令に基づく自己研鑽と業務命令に基づかない自己研鑽の

第7章　医師の働き方改革推進の方向性

図表7-㊺

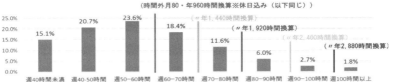

図表7-㊻

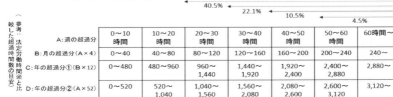

類型を各医療機関にて整理しルール化して労働時間管理を行う必要があります。

「日本医師会 医師の働き方検討会議」より提言された、宿日直許可が下りない「通常の業務」と、許可を受けた「宿日直業務」との「中間的な働き方」の制度の構築については残念ながら何も示されていません。

検討会では、「労働密度がまばら」な場合にのみ労基法の宿日直許可が受けられ、「労働密度がまばら」な場合以外は、宿日直ではなくすべて時間外労働という整理がされています。宿日直許可の定義については曖昧なままです。このあたりが解決されていませんので、労基法上の宿日直として認められない当直を行わせている医療機関においては、拘束時間全体を残業時間として認めて時間外手当を支払っている場合でも、医師の健康管理のために実労働時間は何時間なのか把握しておくことが必要でしょう。

また、医師のアルバイトについては、申告制により許可している医療機関は多いと思いますが、その場合、労働時間については病院間で通算されます。労働基準法第38条では「労働時間は、事業場を異にする場合においても、労働時間に関する規定の適用については通算する」と規定されています。

一般的には、後から労働契約を締結した使用者が、割増賃金の支払いの義務を負うことになりますが、医師が他の医療機関で何時間働いているのか知らないでは済まされません。特に残業の上限規制が設けられることから、アルバイト先を含めた複数の医療機関における労働時間について把握しておく必要があります。

さらに、インターバル規制等の追加的健康確保措置の対象にもなりますので、アルバイトの許可を与える際は、それらについてあらかじめ当該医師に説明し、確認したうえで許可を与えるべきです。

2024年に向けて、政府は各医療機関内のマネジメント改革や地域医療提供体制の機能分化・連携、国民の上手な医療のかかり方の周知が重要であり、これらの取組みを今後5年間で最大限行うことにより、できる限り多くの医療機関が（A）水準（年間960時間上限）へ移行することを目指し、その上で（B）水準（年間1,860時間上限）の医療機関をさらに絞り込んでいくことになります。

第7章 医師の働き方改革推進の方向性

　各医療機関が真っ先に行うことは、労働時間の現状把握です。
　労働時間の現状把握を行い、現状が（A）水準（年間 960 時間上限）とどれくらいの乖離があるか確認し、その乖離をどのような院内のマネジメント改革により縮めるのかについて検討しなくてはなりません。
　安易に（B）水準（年間 1,860 時間上限）の適用を目指すことは避けるべきです。
　労働時間管理、健康管理を適切に行っていないことにより、医師に健康障害をもたらした場合は、当然、医療機関側の安全配慮義務違反が問われます。逆に言えば、残業の上限時間の緩和は、医療機関側に医師の健康管理の徹底という重責を課したことに他ならないのです。医療機関は安全配慮義務が履行できるよう医師の労働時間管理と健康管理に取り組む必要があるのです。

おわりに

　医師の労働時間は、我が国の医療政策や医師不足、少子高齢化の影響を受けて、長時間に及ぶ労働を強いられているといえます。また、医師には応召義務があることから自宅にいても、いつ病院から呼出しを受けるかわかりません。さらに、医師は人間の死と直接かかわる仕事なので他の職種にはない強い緊張感をもって業務に臨む必要があるため、同じ時間働いている他職種に比して疲労感を強く感じるのでは当然でしょう。

　特に問題となっているのは救急科の宿日直や各診療科の宿日直を担いつつ、強い緊張感をもって専門領域の診療技術を習得しながら、地域医療を支えている若手医師や中堅医師の長時間労働です。彼らに対する健康管理をいかに行うかということが課題です。

　以前、他院の院長先生が、労働基準監督署の立入調査の際に、「貴院の救急科の宿日直は、労働密度が高く『労基法上の宿日直』とは認められない。」という指摘を受け、「翌日、帰宅させている。十分健康配慮をしているのだ。何が問題なのだ。」と返答されたそうです。

　院長先生のおっしゃったことは、その通りであると思います。

　しかしながら、「勤務医は労働者」ですので、労働基準法の制度に当てはめて労務管理を行わなければなりません。このケースでは、翌日、帰宅させることができる状態であれば変形労働時間制を導入すべきでしょう。

　また、労働行政による医療機関への立入調査は、一般企業への立入調査と同様の方法で行っていますので、医療機関側としては抵抗があるのでしょう。地域医療を守るために、必死に戦っている医療機関に対して理解を示さずに、簡単に是正勧告を行う労働行政のやり方は筆者もおかしいのではないかと思いますが、一方では医療提供体制が充実していない地域や医師を確保できない診療科においては、過重労働に陥っている医師がいることも事実なのです。

　大切なことは、労務管理の基礎知識を各医療機関に理解していただき、労働

基準法の制度のなかでどのように労働時間管理を行い、医療機関に勤務する職員の健康をいかに確保するのかということであると思います。

　この議論については一医療機関のみではなく地域を巻き込んで行う必要があります。「診療時間外対応のためにシフト制を導入しようとする診療科においては、一医療機関である程度の勤務医数が必要となるため、地域での機能の分化・連携やタスク・シフティングやタスク・シェアリングの議論をしなければならないのではないか」というご意見が「検討会」において出されました。地域医療構想実現に向けた課題ではないかと思います。

　また、2018年度診療報酬改定において医療職の専従要件が一部緩和されています。救命救急入院料の施設基準は、医師が治療室内に常時いることが求められていましたが、今回の改定により「看護師と連携をとって治療室内の患者の治療に支障がない体制を確保している場合は、一時的に離れても差し支えない」と緩和されました。一般病棟入院基本料も7：1、10：1が再編、統合されました。今後は、従前のストラクチャー評価から効率性を評価した考え方にシフトするのではないかと感じます。

　労務管理の考え方も同様に変えていくべきでしょう。ストラクチャー評価による施設基準を確保するためにスタッフを採用するのではなく、スタッフ各々に最大限に力を発揮してもらうためには今後、どのような指導や仕事の割り当てを行うべきか等、効率性を向上させる仕組みを構築することが必要です。

　本書では、現在の病院の労務管理上の課題や問題点、その解決方法の提案を判例や事例などを用いてご説明しました。

　難しい表記や表現とならざるを得なかった個所がいくつかありました。深くお詫び申し上げます。

　最後に、筆者が医療機関の労務管理の研究に取り組むきっかけを作っていただき、ご指導いただいた、名古屋第一赤十字病院　名誉院長・顧問　宮田完志様、副院長兼看護部長　坂之上ひとみ様に心より感謝いたします。

　また、書籍出版にご尽力いただいた千葉大学医学部附属病院副病院長　井上貴裕様、「月刊　医療経営士」の連載記事等でお世話になった㈱日本医療企画

の阿部望様に深くお礼申し上げます。
　本書に最後までお付き合いいただき本当にありがとうございました。

著者

巻末資料

■ 婚姻、妊娠、出産等を理由とする不利益取扱いの禁止（均等法第9条）
■ 育児休業等を理由とする不利益取扱いの禁止（育介法第10条）

※「子の養育又は家族の介護を行い、又は行うこととなる労働者の職業生活と家庭生活との両立が図られるようにするために事業主が講ずべき措置に関する指針（平成28年厚生労働省告示第313号）」（育介指針）、「労働者に対する性別を理由とする差別の禁止等に関する規定に定める事項に関し、事業主が適切に対処するための指針」（平成18年厚生労働省告示第614号）最終改正：平成27年厚生労働省告示458号）（性差別指針）、「改正雇用の分野における男女の均等な機会及び待遇の確保等に関する法律の施行について」（雇児発第1011002号平成18年10月11日最終改正 平成28年8月2日雇児発0802第1号（均等法施行通達）、「育児休業、介護休業等育児又は家族介護を行う労働者の福祉に関する法律の施行について」（雇児発0802第3号 改正平成29年9月29日雇均発0929第3号）（育介法施行通達）より筆者が作成した。

■ 婚姻、妊娠、出産等を理由とする不利益取扱いの禁止（均等法第9条）

> （婚姻、妊娠、出産等を理由とする不利益取扱いの禁止等）
> **第9条** 事業主は、女性労働者が婚姻し、妊娠し、又は出産したことを退職理由として予定する定めをしてはならない。

女性労働者が婚姻したこと、妊娠したこと、又は出産したことを退職理由として予定する定めをすることは、法第9条第1項により禁止されるものである。「予定する定め」とは、女性労働者が婚姻、妊娠又は出産した場合には退職する旨をあらかじめ労働協約、就業規則又は労働契約に定めることをいうほか、労働契約の締結に際し労働者がいわゆる念書を提出する場合や、婚姻、妊娠又は出産した場合の退職慣行について、事業主が事実上退職制度として運用しているような実態がある場合も含まれる。

> **第9条第2項** 事業主は、女性労働者が婚姻したことを理由として、解雇してはならない。

女性労働者が婚姻したことを理由として解雇することは、法第9条第2項により禁止されるものである。

> **第9条第3項** 事業主は、その雇用する女性労働者が妊娠したこと、出産したこと、労働基準法第65条第1項の規定による休業を請求し、又は同項若しくは同条第2項の規定による休業をしたことその他の妊娠又は出産に関する事由であって厚生労働省令で定めるものを理由として、当該女性労働者に対して解雇その他不利益な取扱いをしてはならない。

その雇用する女性労働者が妊娠したことその他の妊娠又は出産に関する事由であって「妊娠・出産等」を理由として、解雇その他不利益な取扱いをすることは、法第9条第3項により禁止されるものである。

法第9条第3項の「理由として」とは、妊娠・出産等と、解雇その他不利益な取

婚姻、妊娠、出産等を理由とする不利益取扱いの禁止（均等法第9条）

扱いとの間に因果関係があることを言う。均等則第2条の2各号においては、具体的に次のような事由を定めている（均等則第2条の2各号に掲げる事由参照）。

（均等則第2条の2各号に掲げる事由）

（イ）妊娠したこと。

（ロ）出産したこと。

（ハ）妊娠中及び出産後の健康管理に関する措置（母性健康管理措置）を求め、又は当該措置を受けたこと。

（ニ）坑内業務の就業制限若しくは危険有害業務の就業制限の規定により業務に就くことができないこと、坑内業務に従事しない旨の申出若しくは就業制限の業務に従事しない旨の申出をしたこと又はこれらの業務に従事しなかったこと。

（ホ）産前休業を請求し、若しくは産前休業をしたこと又は産後の就業制限の規定により就業できず、若しくは産後休業をしたこと。

（ヘ）軽易な業務への転換を請求し、又は軽易な業務に転換したこと。

（ト）事業場において変形労働時間制がとられる場合において1週間又は1日について法定労働時間を超える時間について労働しないことを請求したこと、時間外若しくは休日について労働しないことを請求したこと、深夜業をしないことを請求したこと又はこれらの労働をしなかったこと。

（チ）育児時間の請求をし、又は育児時間を取得したこと。

（リ）妊娠又は出産に起因する症状により労務の提供ができないこと若しくはできなかったこと又は労働能率が低下したこと。

なお、（リ）の「妊娠又は出産に起因する症状」とは、つわり、妊娠悪阻、切迫流産、出産後の回復不全等、妊娠又は出産をしたことに起因して妊産婦（※1）に生じる症状をいう。

※1：「妊産婦」とは、労働基準法第64条の3第1項に規定する妊産婦を指すものであること

ただし、以下の場合においては「解雇その他不利益な取扱い」には該当しない。

① 円滑な業務運営や人員の適正配置の確保などの業務上の必要性から支障があるため当該不利益取扱いを行わざるを得ない場合において、その業務上の必要

性の内容や程度が、法第9条第3項の趣旨に実質的に反しないものと認められるほどに、当該不利益取扱いにより受ける影響の内容や程度を上回ると認められる特段の事情が存在すると認められるとき。
② 契機とした事由又は当該取扱いにより受ける有利な影響が存在し、かつ、当該労働者が当該取扱いに同意している場合において、当該事由及び当該取扱いにより受ける有利な影響の内容や程度が当該取扱いにより受ける不利な影響の内容や程度を上回り、当該取扱いについて事業主から労働者に対して適切に説明がなされる等、一般的な労働者であれば当該取扱いについて同意するような合理的な理由が客観的に存在するとき。

なお「契機とした」については、基本的に当該事由が発生している期間と時間的に近接して当該不利益取扱いが行われたか否かをもって判断すること。例えば、育児時間を請求・取得した労働者に対する不利益取扱いの判断に際し、定期的に人事考課・昇給等が行われている場合においては、請求後から育児時間の取得満了後の直近の人事考課・昇給等の機会までの間に、「不利益な評価」が行われた場合は「契機として」行われたものと判断すること。

均等法第9条第3項により禁止される「解雇その他不利益な取扱い」とは、例えば、次に掲げるものが該当する（限定列挙ではない）。

次の(1)から(11)までに掲げる行為は、法第9条第3項により禁止される「解雇その他不利益な取扱い」の例示であること。したがって、ここに掲げていない行為において個別具体的な事情を勘案すれば不利益取扱いに該当するケースもあり得るものであり、例えば、長期間の昇給停止や昇進停止、期間を定めて雇用される者について更新後の労働契約の期間を短縮することなどは、不利益な取扱いに該当するものと考えられること。

(1) 解雇すること。
(2) 期間を定めて雇用される者について、契約の更新をしないこと。

「契約の更新をしないこと」が不利益な取扱いとして禁止されるのは、妊娠・出産等を理由とする場合に限られるものであることから、契約の更新回数が決まっていて妊娠・出産等がなかったとしても契約は更新されなかった場合、経営の合理化のためにすべての有期契約労働者の契約を更新しない場合等はこれに該当しないもの

であること。契約の不更新が不利益な取扱いに該当することになる場合には、休業等により契約期間のすべてにわたり労働者が労務の提供ができない場合であっても、契約を更新しなければならないものであること。
 (3) あらかじめ契約の更新回数の上限が明示されている場合に、当該回数を引き下げること。
 (4) 退職又は正社員をパートタイム労働者等の非正規社員とするような労働契約内容の変更の強要を行うこと。

勧奨退職や正社員をパートタイム労働者等の非正規社員とするような労働契約内容の変更は、労働者の表面上の同意を得ていたとしても、これが労働者の真意に基づくものでないと認められる場合には、「退職又は正社員をパートタイム労働者等の非正規社員とするような労働契約内容の変更の強要を行うこと」に該当すること。
 (5) 降格させること。

「降格」とは、同列の職階ではあるが異動前の職務と比較すると権限が少ない職務への異動は「降格」には当たらないものであること。
 (6) 就業環境を害すること。

業務に従事させない、専ら雑務に従事させる等の行為は、「就業環境を害すること」に該当すること。

例えば、事業主が、労働者の上司等に嫌がらせ的な言動をさせるよう仕向ける場合が含まれるものであること。
 (7) 不利益な自宅待機を命ずること。

事業主が、産前産後休業の休業終了予定日を超えて休業すること又は医師の指導に基づく休業の措置の期間を超えて休業することを労働者に強要することは、「不利益な自宅待機を命ずること」に該当すること。

なお、妊娠中の女性労働者が労働基準法第65条第3項の規定により軽易な業務への転換の請求をした場合において、当該女性労働者が転換すべき業務を指定せず、かつ、客観的にみても他に転換すべき軽易な業務がない場合、当該女性労働者がやむを得ず休業する場合には、「不利益な自宅待機を命ずること」には該当しないこと。

あくまで客観的にみて他に転換すべき軽易な業務がない場合に限られるものであり、事業主が転換すべき軽易な業務を探すことなく、安易に自宅待機を命じる場合等を含むものではないことに留意すること。

(8) **減給をし、又は賞与等において不利益な算定を行うこと。**

次に掲げる場合には、「減給をし、又は賞与等において不利益な算定を行うこと」に該当すること。

① 実際には労務の不提供や労働能率の低下が生じていないにもかかわらず、女性労働者が、妊娠し、出産し、又は労働基準法に基づく産前休業の請求等をしたことのみをもって、賃金又は賞与若しくは退職金を減額すること。

② 賃金について、妊娠・出産等に係る就労しなかった又はできなかった期間（以下、不就労期間）分を超えて不支給とすること。

③ 賞与又は退職金の支給額の算定に当たり、不就労期間や労働能率の低下を考慮の対象とする場合において、同じ期間休業した疾病等や同程度労働能率が低下した疾病等と比較して、妊娠・出産等による休業や妊娠・出産等による労働能率の低下について不利に取り扱うこと。

④ 賞与又は退職金の支給額の算定に当たり、不就労期間や労働能率の低下を考慮の対象とする場合において、現に妊娠・出産等により休業した期間や労働能率が低下した割合を超えて、休業した、又は労働能率が低下したものとして取り扱うこと。

(9) **昇進・昇格の人事考課において不利益な評価を行うこと。**

次に掲げる場合には、「昇進・昇格の人事考課において不利益な評価を行うこと」に該当すること。

① 実際には労務の不提供や労働能率の低下が生じていないにもかかわらず、女性労働者が、妊娠し、出産し、又は労働基準法に基づく産前休業の請求等をしたことのみをもって、人事考課において、妊娠をしていない者よりも不利に取り扱うこと。

② 人事考課において、不就労期間や労働能率の低下を考慮の対象とする場合において、同じ期間休業した疾病等や同程度労働能率が低下した疾病等と比較して、妊娠・出産等による休業や妊娠・出産等による労働能率の低下について不利に取り扱うこと。

(10) **不利益な配置の変更を行うこと。**

配置の変更が不利益な取扱いに該当するか否かについては、配置の変更の必要性、配置の変更前後の賃金その他の労働条件、通勤事情、労働者の将来に及ぼす影

響等諸般の事情について総合的に比較考量の上、判断すべきものであるが、例えば、通常の人事異動のルール（※2）からは十分に説明できない職務又は就業の場所の変更を行うことにより、当該労働者に相当程度経済的又は精神的な不利益を生じさせること（※3）は、「不利益な配置の変更を行うこと」に該当すること。

次に掲げる①から③の例は、人事ローテーションなど通常の人事異動のルールからは十分に説明できず、「不利益な配置の変更を行うこと」に該当すること。

① 妊娠した女性労働者が、その従事する職務において業務を遂行する能力があるにもかかわらず、賃金その他の労働条件、通勤事情等が劣ることとなる配置の変更を行うこと。

② 妊娠・出産等に伴いその従事する職務において業務を遂行することが困難であり配置を変更する必要がある場合において、他に当該労働者を従事させることができる適当な職務があるにもかかわらず、特別な理由もなく当該職務と比較して、賃金その他の労働条件、通勤事情等が劣ることとなる配置の変更を行うこと。

③ 産前産後休業からの復帰に当たって、原職又は原職相当職（※4）に就けないこと。

※2：「通常の人事異動のルール」とは、当該事業所における人事異動に関する内規等の人事異動の基本方針などをいうが、必ずしも書面によるものである必要はなく当該事業所で行われてきた人事異動慣行も含まれるものであること。

※3：「相当程度経済的又は精神的な不利益を生じさせること」とは、配置転換の対象となる労働者が負うことになる経済的又は精神的な不利益が通常甘受すべき程度を著しく越えるものであることの意であること。

※4：「原職相当職」の範囲は、個々の企業又は事業所における組織の状況、業務配分、その他の雇用管理の状況によって様々であるが、一般的に、休業後の職制上の地位が休業前より下回っていないこと、休業前と休業後とで職務内容が異なっていないこと及び休業前と休業後とで勤務する事業所が同一であることのいずれにも該当すると評価されるものであること。

(11) 派遣労働者として就業する者について、派遣先が当該派遣労働者に係る労働者派遣の役務の提供を拒むこと。

次に掲げる場合には、「派遣労働者として就業する者について、派遣先が当該派遣労働者に係る派遣の役務の提供を拒むこと」に該当すること。

① 妊娠した派遣労働者が、派遣契約に定められた役務の提供ができる（※5）

と認められるにもかかわらず、派遣先が派遣元事業主に対し、派遣労働者の交替を求めること。
② 妊娠した派遣労働者が、派遣契約に定められた役務の提供ができる（※5）と認められるにもかかわらず、派遣先が派遣元事業主に対し、当該派遣労働者の派遣を拒むこと。

※5：「派遣契約に定められた役務の提供ができる」と認められない場合とは、単に、妊娠、出産等により従来よりも労働能率が低下したというだけではなく、それが、派遣契約に定められた役務の提供ができない程度に至ることが必要であること。また、派遣元事業主が、代替要員を追加して派遣する等により、当該派遣労働者の労働能率の低下や休業を補うことができる場合についても「派遣契約に定められた役務の提供ができる」と認められるものであること。

■ 育児休業等を理由とする不利益取扱いの禁止（育介法第10条）

> （不利益取扱いの禁止）
> 第10条　事業主は、労働者が育児休業申出をし、又は育児休業をしたことを理由として、当該労働者に対して解雇その他不利益な取扱いをしてはならない。

　次の(1)から(11)までに掲げる行為は、「解雇その他不利益取扱い」の例示であること。したがって、ここに掲げていない行為についても個別具体的な事情を勘案すれば不利益取扱いに該当するケースもあり得るものであり、例えば、期間を定めて雇用される者について更新後の労働契約の期間を短縮することなどは、不利益取扱いに該当するものと考えられる。

(1)　解雇すること。
(2)　期間を定めて雇用される者について、契約の更新をしないこと（以下、雇止め）。

　次に掲げる場合には、育児休業又は介護休業をしている労働者の雇止めは、不利益取扱いに当たる雇止めに該当しない可能性が高いと考えられる。

　(イ)　専ら事業縮小や担当していた業務の終了・中止等により、育児休業又は介護休業をしている労働者を含め、契約内容や更新回数等に照らして同様の地位にある労働者の全員を雇止めすること。

　(ロ)　事業縮小や担当していた業務の終了・中止等により労働者の一部を雇止めする場合であって、能力不足や勤務不良等を理由に、育児休業又は介護休業をしている労働者を雇止めすること。

　　　ただし、この場合において、当該能力不足や勤務不良等は、育児休業又は介護休業の取得以前から問題とされていたこと（※1）や育児休業又は介護休業を取得したことのみをもって育児休業又は介護休業を取得していない者よりも不利に評価したものではないこと等が求められることに留意すること。

　同様の地位にある期間を定めて雇用される者のすべてを雇止めする必要性はないものの、事業の縮小や当該労働者が担当していた業務の終了・中止等により、期間を定めて雇用される者の一部について雇止めをする場合に、雇止めをする者を選ぶ基準として、当該期間を定めて雇用される者の能力不足や勤務不良等に着目する場

合であること。

　※1：「能力不足や勤務不良等は、育児休業又は介護休業の取得以前から問題とされていたこと」とは、例えば育児休業の取得前から勤務成績が不良であった場合等をいうものであるが、育児休業取得後に過去の非違行為が発覚した場合や育児休業中に非違行為を行っていた場合には、これらを理由とすることは当然可能であること。

　育児休業及び介護休業は、期間を定めて雇用される者については雇用継続の可能性があれば取得できることから、育児休業期間又は介護休業期間の途中で契約の更新について事業主が判断する時期を迎えることが考えられるため、不利益取扱いに当たる雇止めに該当しない可能性が高いと考えられる事項を示したものである。

(3)　あらかじめ契約の更新回数の上限が明示されている場合に、当該回数を引き下げること。

(4)　退職又はいわゆる正規雇用労働者をパートタイム労働者等のいわゆる非正規雇用労働者とするような労働契約内容の変更の強要を行うこと。

　勧奨退職やいわゆる正規雇用労働者をパートタイム労働者等のいわゆる非正規雇用労働者とするような労働契約内容の変更は、労働者の表面上の同意を得ていたとしても、これが労働者の真意に基づくものでないと認められる場合には、「退職又はいわゆる正規雇用労働者をパートタイム労働者等のいわゆる非正規雇用労働者とするような労働契約内容の変更の強要を行うこと」に該当する。

(5)　**自宅待機を命ずること。**

　事業主が、育児休業若しくは介護休業の休業終了予定日を超えて休業すること又は子の看護休暇若しくは介護休暇の取得の申出に係る日以外の日に休業することを労働者に強要することは、「自宅待機」に該当する。

(6)　労働者が希望する期間を超えて、その意に反して所定外労働の制限、時間外労働の制限、深夜業の制限又は所定労働時間の短縮措置等を適用すること。

(7)　降格させること。

(8)　減給をし、又は賞与等において不利益な算定を行うこと。

　次に掲げる場合には、「減給をし、又は賞与等において不利益な算定を行うこと」に該当する。

　　(イ)　育児休業若しくは介護休業の休業期間中、子の看護休暇若しくは介護休暇を取得した日又は所定労働時間の短縮措置等の適用期間中の現に働かなかっ

た時間について賃金を支払わないこと、退職金や賞与の算定に当たり現に勤務した日数を考慮する場合に休業した期間若しくは休暇を取得した日数又は所定労働時間の短縮措置等の適用により現に短縮された時間の総和に相当する日数を日割りで算定対象期間から控除すること等専ら当該育児休業等により労務を提供しなかった期間は働かなかったものとして取り扱うことは、不利益な取扱いには該当しない。一方、休業期間、休暇を取得した日数又は所定労働時間の短縮措置等の適用により現に短縮された時間の総和に相当する日数を超えて働かなかったものとして取り扱うことは、「不利益な算定を行うこと」に該当すること。

(ロ) 実際には労務の不提供が生じていないにもかかわらず、育児休業等の申出等をしたことのみをもって、賃金又は賞与若しくは退職金を減額すること。

(9) 昇進・昇格の人事考課において不利益な評価を行うこと。

次に掲げる場合には、「昇進・昇格の人事考課において不利益な評価を行うこと」に該当する。

(イ) 育児休業又は介護休業をした労働者について、休業期間を超える一定期間昇進・昇格の選考対象としない人事評価制度とすること。

　育児休業及び介護休業をした期間について、人事考課において選考対象としないことは不利益取扱いには当たらないが、当該休業をした労働者について休業を超える一定期間昇進・昇格の選考対象としない人事評価制度とすることは、不利益取扱いに当たるものであること。「休業期間を超える一定期間」とする趣旨は、例えば、休業期間が複数の評価期間にまたがる場合や、休業期間が評価期間より短い場合に、休業期間と評価期間にずれが生じることから、こうした場合に、休業期間を超えて昇進・昇格の選考対象としない人事評価制度とすることについて、一定の範囲でこれを認める趣旨であること。なお、「休業期間を超える一定期間」であるかどうかは、人事評価制度の合理性、公平性を勘案して個別に判断するものであること。

　例えば、「3年連続一定以上の評価であること」という昇格要件がある場合に、休業取得の前々年、前年と2年連続一定以上の評価を得ていたにも関わらず、休業取得後改めて3年連続一定以上の評価を得ることを求める人事評価制度とすることは、不利益取扱いに該当するものであること。

(ロ) 実際には労務の不提供が生じていないにもかかわらず、育児休業等の申出等をしたことのみをもって、当該育児休業等の申出等をしていない者よりも不利に評価すること。

(10) **不利益な配置の変更を行うこと。**

配置の変更が不利益取扱いに該当するか否かについては、配置の変更前後の賃金その他の労働条件、通勤事情、当人の将来に及ぼす影響等諸般の事情について総合的に比較考量の上、判断すべきものであるが、例えば、通常の人事異動のルールからは十分に説明できない職務又は就業の場所の変更を行うことにより、当該労働者に相当程度経済的又は精神的な不利益を生じさせることは、「不利益な配置の変更を行うこと」に該当すること。

また、所定労働時間の短縮措置の適用について、当該措置の対象となる業務に従事する労働者を、当該措置の適用を受けることの申出をした日から適用終了予定日までの間に、労使協定により当該措置を講じないものとしている業務に転換させることは「不利益な配置の変更を行うこと」に該当する可能性が高いこと。

復職先の職場の範囲は、「原職又は原職相当職」よりも広く、仮に別の事業所又は別の職務への復職であっても、通常の人事異動のルールから十分に説明できるものであれば、「不利益な配置の変更」には該当しないものであること。

(11) **就業環境を害すること。**

業務に従事させない、専ら雑務に従事させる等の行為は「就業環境を害すること」に該当すること。

「等」には、例えば、事業主が、労働者の上司等に嫌がらせ的な言動をさせるよう仕向ける場合が含まれるものであること。

育介法第10条の規定により禁止される解雇その他不利益な取扱いとは、労働者が育児休業の申出又は取得をしたこととの間に「因果関係がある」行為であることを示したものであり、育児休業の期間中に行われる解雇等がすべて禁止されるものではない。

また、「因果関係がある」については、育児休業の申出又は取得をしたことを「契機として」不利益取扱いが行われた場合は、原則として育児休業の申出又は取得をしたことを理由として不利益取扱いがなされたと解されるものである。

ただし、円滑な業務運営や人員の適正配置の確保などの業務上の必要性から支障

があるため当該不利益取扱いを行わざるを得ない場合において、その業務上の必要性の内容や程度が、法第10条の趣旨に実質的に反しないものと認められるほどに、当該不利益取扱いにより受ける影響の内容や程度を上回ると認められる特段の事情が存在すると認められるとき又は、当該労働者が当該取扱いに同意している場合において、当該育児休業及び当該取扱いにより受ける有利な影響の内容や程度が当該取扱いにより受ける不利な影響の内容や程度を上回り、当該取扱いについて事業主から労働者に対して適切に説明がなされる等、一般的な労働者であれば当該取扱いについて同意するような合理的な理由が客観的に存在するときについてはこの限りでない。

なお、「契機として」については、基本的に育児休業の申出又は取得をしたことと時間的に近接して当該不利益取扱いが行われたか否かをもって判断する。

例えば、育児休業を請求・取得した労働者に対する不利益取扱いの判断に際し、定期的に人事考課・昇給等が行われている場合においては、請求後から育児休業満了後の直近の人事考課・昇給等の機会までの間に、不利益な評価が行われた場合は、「契機として」行われたものと判断する。

○派遣労働者として就業する者に関する事項
　① 派遣労働者として就業する者については、労働契約関係は派遣元事業主と派遣労働者との間にあるため、派遣元事業主は、当該労働者に対し、法の規定に基づく措置を適切に講ずる責任があることに留意すること。
　② 解雇その他不利益な取扱いとなる行為には、例えば、派遣労働者として就業する者について、労働者派遣の役務の提供を受ける者が当該派遣労働者に係る労働者派遣の役務の提供を拒むことが該当すること。
　③ 次に掲げる場合には派遣労働者として就業する者について、労働者派遣の役務の提供を受ける者が当該派遣労働者に係る労働者派遣の役務の提供を拒むことに該当すること。
　　イ　育児休業の開始までは労働者派遣契約に定められた役務の提供ができると認められるにもかかわらず、派遣中の派遣労働者が育児休業の取得を申し出たことを理由に、労働者派遣の役務の提供を受ける者が派遣元事業主に対し、当該派遣労働者の交替を求めること。
　　ロ　労働者派遣契約に定められた役務の提供ができると認められるにもかかわらず、派遣中の派遣労働者が子の看護休暇を取得したことを理由に、労働者派遣の役務の提供を受ける者が派遣元事業主に対し、当該派遣労働者の交替を求めること。
　④ 派遣元事業主は、派遣労働者が育児休業から復帰する際には、当該派遣労働者が就業を継続できるよう、当該派遣労働者の派遣先に係る希望も勘案しつつ、就業機会の確保に努める。
労働者派遣法第47条の3の規定により、労働者派遣の役務の提供を受ける者がその指揮命令の下に労働させる派遣労働者の当該労働者派遣にかかる就業に関して、当該労働者派遣の役務の提供を受ける者もまた、当該派遣労働者を雇用する事業主とみなすことを踏まえ、不利益取扱いにあたる場合を例示しているものである。

育児休業等を理由とする不利益取扱いの禁止（育介法第 10 条）

　以下の「不利益取扱いの禁止」に関する条文は、子の看護休暇等の権利行使を保障するため、労働者が看護休暇等の申出をし、又は子の看護休暇等を取得したことを理由として、当該労働者に対して解雇その他不利益な取扱いをすることが禁止することを明示したものであり、「解雇その他不利益な取扱い」に該当する法律行為が行われた場合における効果、解釈については、育児休業の場合と同様である。

第 16 条の 4
　第 10 条（不利益取扱いの禁止）の規定は、第 16 条の 2 第 1 項の規定（子の看護休暇）について準用する。

第 16 条の 10　不利益取扱いの禁止（所定外労働の制限）
　事業主は、労働者が第 16 条の 8 第 1 項（所定外労働の制限）の規定による請求をし、又は当該事業主が当該請求をした労働者について所定労働時間を超えて労働させてはならない場合に当該労働者が所定労働時間を超えて労働しなかったことを理由として、当該労働者に対して解雇その他不利益な取扱いをしてはならない。

第 18 条の 2　不利益取扱いの禁止（時間外労働の制限）
　事業主は、労働者が第 17 条第 1 項（時間外労働の制限《1 月について 24 時間、1 年について 150 時間》）の規定による請求をし、又は当該事業主が当該請求をした労働者について制限時間を超えて労働時間を延長してはならない場合に当該労働者が制限時間を超えて労働しなかったことを理由として、当該労働者に対して解雇その他不利益な取扱いをしてはならない。

第 20 条の 2　不利益取扱いの禁止（深夜業の制限）
　事業主は、労働者が第 19 条第 1 項（深夜業の制限）の規定による請求をし、又は当該事業主が当該請求をした労働者について深夜において労働させてはならない場合に当該労働者が深夜において労働しなかったことを理由として、当該労働者に対して解雇その他不利益な取扱いをしてはならない。

第23条の2 不利益取扱いの禁止（所定労働時間の短縮措置等）
　事業主は、労働者が前条の規定（所定労働時間の短縮措置等）による申出をし、又は同条の規定により当該労働者に措置が講じられたことを理由として、当該労働者に対して解雇その他不利益な取扱いをしてはならない。

【主な引用文献・参考サイト等】

石塚由紀夫『資生堂インパクト』(日本経済新聞出版社)
小山博章他『裁判例や通達から読み解くマタニティ・ハラスメント』(労働開発研究会)
厚生労働省労働基準局編『労働法コンメンタール　労働基準法上』(労働行政)
高井伸夫他『労使の視点で読む　最高裁重要労働判例』(経営書院)
浅井　隆『最近の労働裁判例27』(労働調査会)
堀下和紀他『労務管理は負け裁判に学べ』(労働新聞社)
峰　隆之他『企業におけるメンタルヘルス不調の法律実務』(労働行政)
和泉清司『労働災害—その企業リスク—』(風詠社)

労働法律旬報 No.1894 [特集] JAL(マタハラ)事件—和解を受けて
日経メディカル
日本経済新聞
月刊　医療経営士(日本医療企画)
厚生労働省 https://www.mhlw.go.jp
都道府県労働局ホームページ https://jsite.mhlw.go.jp
こころの耳　http://kokoro.mhlw.go.jp/
資生堂ホームページ https://www.shiseidogroup.jp/

【著者略歴】

渡辺　徹（わたなべ　とおる）
日本赤十字社愛知県支部
日赤愛知医療センター（仮称）設置準備室　総務グループ長
（前名古屋第一赤十字病院経理部長）

《略歴》
　　名古屋第一赤十字病院において2009年より人事労務管理に関する責任者を7年間務め、院内の様々な問題解決を図ってきた。
　　2013年より赤十字医療施設中部ブロック看護部長会の労務管理講師を継続的に務めたことをきっかけに医療機関の労務管理に関心を深め、全国の赤十字医療施設看護部長を対象とした労務管理研修会や関連医療施設の看護管理者向け労務管理研修会で講演を行うほか、愛知県看護協会等からの依頼による看護管理者向け労務管理の講師なども務め、労務管理上の様々な相談に対するアドバイスも随時行っている。
　　2017年11月広島県で開催された第6回「全国医療経営士実践研究大会」において、これらの取り組みをテーマとした「演題タイトル：「医療機関の働き方改革」を推進するためのリーダーシップ活動」を発表し審査委員奨励賞を受賞。
　　また、2018年度より千葉大学医学部附属病院「ちば医経塾」の医療経営学講師を務めるなど、幅広く活動している。

《資格等》
　中京大学大学院ビジネスイノベーション研究科にて経営管理学修士（MBA）を修得
　社会保険労務士、国家資格キャリアコンサルタント、医療経営士1級

働き方改革に対応する
病院の労務管理者のための実践テキスト

2019年6月30日　初版発行
2022年6月1日　2刷発行
著　者　渡辺　徹
発行者　橋詰　守
発行所　株式会社　ロギカ書房
　　　　〒101-0052
　　　　東京都千代田区神田小川町2丁目8番地
　　　　進盛ビル303号
　　　　Tel 03（5244）5143
　　　　Fax 03（5244）5144
　　　　http://logicashobo.co.jp/
印刷・製本　亜細亜印刷株式会社
Ⓒ2019　Toru Watanabe
Printed in Japan
定価はカバーに表示してあります。
乱丁・落丁のものはお取り替え致します。
無断転載・複製を禁じます。
978-4-909090-26-3　C2047

★病院・医療従事者、顧問税理士・会計士 必読！！

新刊 平成31年6月5日発売！

良い医療の提供。それは、政策、設備、診療、収益、働き方などに裏打ちされた健全な財務体質があってこそ出来る。本書は、著名な編著者による具体的な解説と、大小10病院の実践の寄稿で構成する、病院の財務基盤強化のための実践テキストです。

病院経営 財務マネジメント
財務基盤強化のための実践テキスト

井上 貴裕（千葉大学医学部附属病院 副病院長・病院経営管理学センター長）編著
A5版・352頁・並製
定価：4,000円（税込）

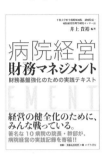

【主要目次】
第1章 病院経営と財務マネジメント
1.1 公立病院の財務状況を悪化させる元凶と対応策／1.2 繰入金に頼る公立病院が踏み出すべき一歩／1.3 なぜ大垣市民病院は強いのか？／1.4 今のままの消費税補てんなら、診療機器更新は絶望的／1.5 18年度改定が機能評価係数Ⅱに与えた影響とは／1.6 ロボット支援下手術をどう考えるか／1.7 救急医療入院の地域差を再検証する／……
第2章 これからの病院経営の視点
2.1 病院経営層のための人工知能入門／2.2 病院経営の視点で考える「職員のメンタルヘルス対策」
第3章 ケース・スタディ 10病院の戦い
医療法人渓仁会／市立札幌病院／桐和ユニバーサルメディカルサービス／まつもと医療センター／金沢脳神経外科病院／高岡市民病院／京都第一日赤病院／平成医療福祉グループ／高知県立あきの総合病院／谷田病院

2018年度 診療報酬改定に対応！！
★病院長・経営幹部、医療機器・製薬関係者等、医療従事者 必読！

好評発売中！

本書は、診療報酬の改定内容が病院経営に及ぼす影響と、収益の源泉である診療報酬にいかに向き合うかを解説し、さらに、病院経営者による実践記録を掲載しています。

成功する病院経営
診療報酬の実践対応
10病院の院長・幹部が、実践記録を寄稿！！

井上 貴裕　千葉大学医学部附属病院 副病院長・病院経営管理学センター長
A5版・400頁・並製
特価：3,800円（税込）（定価4,536円（税込））　《送料無料》

【主要目次】
Chapter1 2018年度診療報酬改定を展望する
1.1 2018年度診療報酬改定を展望する／1.2 DPC制度は円熟期に／1.3 入院加算／1.4 遠隔医療・オンライン診療の評価／1.5 同時改定・ケアミックス病院／1.6 画像診断加算の届け出から見る読影体制の在り方
Chapter2 診療報酬の実践対応
2.1 都会と田舎の病院経営／2.2 救急医療入院／2.3 研修医と診療密度／2.4 NSTと呼吸ケアチーム／2.5 リハビリ／2.6 総合入院体制加算／2.7 重症系ユニット／2.8 EFファイルと看護必要度／2.9 疾患別のICU入室率に病院間格差／2.10 ・・・
Chapter3 病院経営者の実践【寄稿10病院】
東邦大学大橋病院／北野病院／名古屋赤十字第二病院／日本病院会／聖隷病院／金田病院／諏訪赤十字病院／福井病院／津山中央病院／春日井市民病院／君津中央病院